Spiritual suffering

スピリチュアルな痛み

——薬物や手術でとれない苦痛・叫びへのケア

NPO法人 臨床パストラル教育研究センター理事長

改訂版

ウァルデマール・キッペス [著]

ポラーノ出版

聖なるスピリットに

まえがき

　スピリチュアルケアが日本の医療界に導入されたきっかけは、近代的なホスピス運動やパリアティブ・ケアの発達によるものである。"世界保健機関（WHO）"は「がんの痛みからの解放とパリアティブ・ケア──がん患者の生命へのよき支援のために＊1」において、身体的、心理的、社会的およびスピリチュアルな苦痛の包括的な緩和によるQOLの向上を勧めている。スピリチュアルケアは、身体的ケア、社会的ケアおよび心理的ケアと共にパリアティブ・ケアの構成要素として指摘され知られるようになっても、それが正しく理解され、実施されている医療施設は極めて少ないようである。医療ソーシャルワーカー（MSW）や臨床心理士が医療チームの一員として認められ統合されつつあるが、スピリチュアルケア・ワーカーの存在は認められていないと言っても過言ではない。

　現代社会において、スピリットやスピリチュアルな事柄に対する関心は高まってきてはいるものの、その正しい理解はまだ不十分である。主にマスメディアが取りあげるスピリットやスピリチュアルな事柄の捉え方は、複雑な社会からの逃避として紹介されているように思われ、むしろスピリチュアルなパワーを奪ってしまう危険性さえ感じられる。他方、薬物や身体的、心理的な治療を重視している精神科を含めた医療界では、スピリチュアルな次元が置きざりにされているような状況である。

　臨床現場において医療者は患者のスピリチュアルな痛みを和らげ、コントロールするには、薬物やさまざまな心理療法などは無効であることをしばしば体験する。医療とともにスピリチュアルケア・ワーカーが心や魂の痛みに対する的確なケアを提供すれば、患者のQOLは高まり、かつ医療コストも減らすことができる。

　本書は、スピリットやスピリチュアルな事柄の理解を深めるために必要な「スピリチュアルな痛み」を自覚し、さらにそれらから現れる症状が健康状態に左右される影響を分析しつつ、「スピリチュアルな痛み」に対する正しい理解の助け

＊1　世界保健機関編『がんの痛みからの解放とパリアティブ・ケア──がん患者の生命へのよき支援のために』金原出版（1993）。パリアティブ・ケアとは治療を目的とした医療ではなく、症状（特に悪性腫瘍〈がん〉による症状を指す場合が多い）を和らげることを目標とした医療のことである。「パリアティブ」の語源はラテン語の「pallium マントで包む」概念を表している（98頁参照）。

となるガイドラインである。

　作成にあたり、次の事柄について留意をした。まず本書では現在よく使われている「スピリチュアルペイン」という言葉を「スピリチュアルな痛み」としていることだ。その理由は、「ペイン」の本来の意味に関係している。「ペイン」の語源はギリシャ語 "poine" とラテン語 "poena" に由来し、その意味は罪の結果である「罰」、「贖罪」、「悔い改め」、「贖い」ということである。またドイツ語の "Pein" および英語の "pain" も同様な語源と意味をもっている。ちなみに現代のサッカー界の "penalty kick: PK" は同様に「罰」を意味している。キリスト教では中世から 20 世紀まで "poena" を主に「罪のための神からの罰と苦悩・苦痛や試練」という意味として捉えていた。

　「スピリチュアルな痛み」のすべてが「罪による罰」のような意味合いを含むわけではないことも考え、「スピリチュアルな痛み」を使用している。なぜなら、「罰」の概念は「スピリチュアルな痛み」を増加させる原因になる恐れもあるからである。

　次に、スピリチュアルケアを提供する職業は「チャプレン」と言うが、日本社会の医療制度にはチャプレンの職務が伝統的にほとんどないため、本書ではスピリチュアルケア・ワーカーの表現を用いている。スピリチュアルケア・ギバーやスピリチュアル・カウンセラーの表現も使えるが、「ギバー」は " 上からの " イメージが強く、またスピリチュアル・カウンセラーは宗教的な概念を想起させる恐れがあるため使っていない。

　本書が病んでいる方々をはじめ、すべての人々を真に活かすスピリチュアルな世界、およびスピリチュアルな痛みの正しい理解とその癒しを深める手助けになることを希望している。

2019 年 6 月　久留米にて
ウァルデマール・キッペス

CONTENTS

まえがき …………………… iii

PROLOGUE
人生の確かな保障とは ………………………… 001

1. 人生にとっての「安全」、「安定」、そして「安心」…… 002
2. 人生を保障するものはない …… 002
3. スピリチュアルな痛み ……………004
   3-1 人生はマニュアルどおりではない …… 004
   3-2 人生は期待どおりのものばかりではない … 004
   3-3 存在の根底に問いかける叫びへの応答 … 005
4. スピリチュアルな叫び ………005

CHAPTER
1 スピリットとは ………………………… 007

1. スピリットの定義 ………………008
2. スピリチュアルな事柄「スピリット」………008
3. 希望 ………………… 013
   3-1 希望とは ………… 013
   3-2 希望の育成 ………… 014

CHAPTER

2 スピリチュアルな痛み……………………………… 021

I 痛み …………………………………………………… 022
1. 痛みの発生 ………………… 022
2. 痛みのカテゴリー……………… 023
3. 痛みの意味 …………… 024
4. 痛みの捉え方 …………… 025
   4-1 痛みのプラスの捉え方 …… 025
   4-2 痛みの否定的な捉え方 ……… 026
   4-3 現実を無視する捉え方 … 027
   4-4 文字と痛みの意味… 027

II スピリチュアルな痛み ………………………………… 028
1. スピリチュアルな痛みの定義 ……… 028
2. スピリチュアルな痛みの本質 …… 029
   2-1 保障のない現実 ………… 029
   2-2 自分自身の内面性 ……… 029
3. スピリチュアルな痛みの元になる 8 つの事柄 … 030
   3-1 変えられない事柄 ………… 031
   3-2 現代、解けない謎 …………… 032
   3-3 解決のできない問題 …………… 033
   3-4 人間は平等でないこと …………… 034
   3-5 喪失すること ……… 036
   3-6 善と悪 …………… 038
   3-7 自己の完全無欠の状態や自己同一性の不統合……… 039
   3-8 以上の 7 つの事柄を含む根源的な痛み ………… 040
4. スピリチュアルな痛みは人類共通 ……… 040
5. スピリチュアルな痛みの歴史 ……… 042
6. スピリチュアルな叫び ………………043
7. 日本人にはスピリチュアル・ニーズや痛みがない？ … 050

CHAPTER

3 スピリチュアルケア ……………………………… 053

1. スピリチュアルケアの定義　…… 054
2. スピリチュアルケアの種類………… 054
3. スピリチュアルケアの中心課題…………055
    3-1　スピリチュアルケアの中心課題は心理ではない … 056
4. スピリチュアルケアの実施　…… 058
    4-1　教育の必要性 ……… 058
    4-2　スピリチュアルケアの要点（基本）…… 059
    4-3　スピリチュアルケアの技術 …… 060
5. スピリチュアルケアの成果、その証拠　…067
    5-1　スピリチュアルケアのアセスメント …… 067
    5-2　スピリチュアルケアの内容・効果をチームワークへ … 068
    5-3　守秘義務 ……… 068
6. スピリチュアルケアの核　…070

CHAPTER

4 スピリチュアルな痛みの実例 ……………… 071

I　スピリチュアルな痛みと他の痛みの区別 ………………… 072
1. 痛みの次元の区別　…072
2. 脳、知性と理性および心理の関連　… 074
3. 各次元の痛み　……… 076
4. 同じ発言に含まれている次元　… 078
5. 心・精神・脳・心理・知性・理性へのアプローチ　… 080
6. スピリチュアルな痛みと心理的な痛みの実際　… 080

II 痛みのコントロール ……………………………………… 089

1. 痛みのコントロールの意味 … 089
2. 痛みのコントロールの対象 ……090
   - 2-1 身体的な痛み …… 090
   - 2-2 心理的な痛み …… 090
   - 2-3 社会的な痛み ……… 090
   - 2-4 知的な痛み …… 091
   - 2-5 スピリチュアルな痛み … 091
3. 痛みのコントロールの手段 … 091
   - 3-1 身体的な痛み …… 091
   - 3-2 知的な痛み …… 091
   - 3-3 社会的な痛み ……092
   - 3-4 心理的な痛み …… 092
   - 3-5 スピリチュアルな痛み … 092
4. 「痛みのコントロール」対「痛みの元からの解放」… 092
5. 身体的な痛みのコントロールのメリット … 093
6. 緩和医療における痛みのコントロール ……093
   - 6-1 身体的な痛みのコントロール …… 093
   - 6-2 知的な痛みのコントロール ………… 094
   - 6-3 社会的な痛みのコントロール …… 094
   - 6-4 心理的な痛みのコントロール ……… 095
   - 6-5 スピリチュアルな痛みのコントロール … 095
7. 痛みのコントロールの可能性 … 097
8. 痛みのコントロールの種類と担当者 … 098
   - 8-1 専門家による痛みのコントロール …… 098
   - 8-2 一般人の独学による痛みのコントロール … 100

III スピリチュアルな痛みのアセスメント ………………… 104

1. スピリチュアルな痛みのアセスメント … 104
2. スピリチュアルな痛みのアセスメントの文書化 … 105
3. スピリチュアルな痛みのアセスメントの形式 …… 105

CHAPTER

5 医師や信仰／宗教による スピリチュアルな痛み 107

1. 医師のスピリチュアルな痛み …… 108
   - 1-1 ヒポクラテスの誓い ……… 108
   - 1-2 現代の医学を取り巻く状況 …… 109
   - 1-3 医師のスピリチュアルな痛み …… 112
   - 1-4 スピリチュアルな痛みとともに生きる …… 115
   - 1-5 医師の自死 ……… 117
2. キリスト教信仰・宗教によるスピリチュアルな痛み …118
   - 2-1 キリスト教徒のスピリチュアルな痛み ………… 119
   - 2-2 宗教家のスピリチュアルな痛み ……… 123

CHAPTER

将来に向かって スピリチュアルな痛みからの解放 …… 125

1. スピリチュアルライフの実践をめざして ……126
2. 医療現場での実践例 …… 126
3. 人生の締めくくり …… 128
   - 3-1 理念の再確認／価値観の再確認 ……… 128
   - 3-2 人生のゴール、人生の最期のステージ、老後の生活 …… 130
4. 苦労や苦難および死の捉え方 …… 131
   - 4-1 苦労や苦難の捉え方 … 131
   - 4-2 死の原因の捉え方 …… 132
   - 4-3 死の捉え方 …… 133
5. 「バランスのある自己実現」対「安楽死」… 134
6. スピリチュアルな生き方 ……… 135

6-1　意識的な生き方（責任感）…… 135

6-2　静けさ ……… 138

6-3　自己の信念や人間学 …… 142

6-4　アイデンティティー・スピリチュアリティおよびライフスタイル… 143

6-5　苦労や苦痛はチャンス、痛みはパワーになりうる … 143

APPENDIX

付 録 ……………………………………………… 145

1.「悪」に関する解釈 …… 146

2. フェースシート …… 148

3. スピリチュアルなパワーと痛みの実際 … 149

4. 訪問記録の例 …… 160

5. スピリチュアルアセスメントのチェックポイントとその記載 … 165

6. スピリチュアル ケアプランの記載例 …… 168

7. マザー・テレサの使命感とスピリチュアルな痛み … 169

あとがき…………… 171

INDEX …… 172

PROLOGUE
人生の確かな保障とは

> 納得できる有意義な人生——特にその最期のステージ——は
> マニュアルどおりではなく　闘いを伴う模索
>
> 　　　　　　　　　　　　　　　——Waldemar Kippes

1. 人生にとっての「安全」、「安定」、そして「安心」

　空港のゲートに置かれている旅行保険の自動販売機、航空会社の航空保険料、機内の「非常口」マーク、「安全のしおり」や離陸前の乗務員の「安全の説明」などは、「絶対安全」でないことを物語っている。「安全運転」や建設現場の「安全第一」の看板の呼びかけはありがたいが、「安全」は保障されていない。「交通事故」や「建設事故」はそれを裏付けている。

　生きている限り「安定」した人生を送りたいが、失業や無職、赤字や株価の暴落だけではなく、健康の衰退や喪失、自然の地震・暴風雨や洪水も「生活の安定」を疑問視させる。

　安心して暮らしたいが、重病での入院時、医療スタッフの「ご安心」は「安心」を与えるだろうか。生きることはマニュアルどおりではない。死ぬこともまたそうである。生きるヒントや死のヒントは参考になるが、確実なものではない。生きることは人間がつかさどる要素ではないので、「安全」「安定」「安心」は絶対的ではなく相対的なものに過ぎない。

2. 人生を保障するものはない

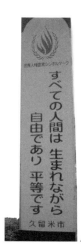

　九州・久留米市の看板「すべての人間は　生まれながら自由であり　平等です」は理想として参考にしたいスローガンだが、現実を反映していない。誕生をも否定されている胎児（33 頁表参照）は別として、生まれた人間は、遺伝子をはじめ心身の健康状態や性別、親とその社会的地位、兄弟姉妹や家柄、周囲や伝統、地域とその気候、国家や教育の機会などを自由に選べず、ありのままの状況を受け入れざるを得ない。

　同様に人間社会は平等ではない。上述した事柄に加えて、自然災害、第三世界と第一世界の貧富の差なども人間社会が

平等ではない状態を反映している。前述の宣言そのものは、現実を明言するというより人間が生きるにふさわしい理想的な状況への憧れと希望、いわば叫びではなかろうか。

　習慣や伝統は生きるためのヒントを提供することもあれば、邪魔することもある。挨拶や感謝すること、食事前後の合掌などは有益と思われるが、健康管理を医師に、子供の教育を学校（国）にすべて任せるのはマイナスの思考である。日々を「大安」「友引」「仏滅」のように分け、「4」と「9」の数字や「方角」、「四十九日」などの伝統的なものに頼ることは人生のマニュアルにはならない。結婚式の日の天気は、新婚の二人の日々の行いを反映しているわけではない。同様に派手な式やドレス、有名人の仲人、家柄や肩書きも二人の将来の保障にはならない。「人は見かけによらぬもの」とは、よい教育がその思考や思想を通して人生を援助しても、それらが自動的に人生をつかさどるものではない教訓の一つである。

　生きるために、置かれている環境（地理的）の最小限度の的確な教育は必要であるのはいうまでもないが、独学も同時に不可欠な条件である。有意義な思考や思想は生きるヒントにはなるが、必ずしも納得できる人生の舵にはならないからである。教育による「よい子」と、退学した「フリーター」とでは、どちらが最終的に人生をマスターするのか決まっていないし、予測もできないことだ。

　その国のその国民の生活から生まれてきた諺もそうである。例えば「郷に入っては郷に従え」というのには善し悪しがある。異文化によって今までの慣れている生活様式のバランスが崩れてしまうこと（カルチャーショック）や、八方美人になってしまうことなどは、そのマイナスの結果を物語ってくれる。これを「違った環境に移っても、自分自身であれ」と言えばどうだろうか。「人を見れば泥棒と思え」は、注意して使わなければ過剰に用心深くなり、暗い人生への導きになる恐れがある。

　学説や仮説にも的確なものもあればそうでないものもあり、必ずしも人生のマニュアルにならない。例えば、E・キューブラー・ロスの「死の受容の過程[1]」はヒントになる。だがE・キューブラー・ロスも書いているように、すべての患者がこのような経過をたどるわけではない。まして、地震・洪水や交通事故での急死や即死の場合には、当てはまらないのは予想できよう。

---

[1]　精神科医 Elisabeth Kuebler-Ross, M.D.（1926-2004）は、死ぬことと死についての画期的な本『死ぬ瞬間』の著者。その中の死の受容の過程、「否認・怒り・取引・抑うつ・受容」である。

信仰や宗教は生き方の援助にはなるが、これも人生のマニュアルにはならない。儀式宗教はなおのことであろう。指紋のように一人ひとりの人生は異なり、唯一無二なものだからである。

　習慣や伝統、教育や思想、学説や仮説、信仰や宗教は人生に有益なアドバイスを提供できるが、保障（security と guarantee 保証）するものではない。一人ひとりが自分の人生の主人公なのである。

3. スピリチュアルな痛み

3-1　人生はマニュアルどおりではない

　人生を保障するのは心身共に健康、りっぱな社会人としての教育、コネ、財産や生命保険、信仰や宗教などによると思いたいが、「絶対安全」「絶対安心」「絶対安定」をこれらのものは保障しない、というよりも保障できないものである。

　重病（病気）やハンディ、事故や困難に遭うことなどは自分が望んだことではない。相手に対して忠実でなかったこと、嘘をついたこと、約束を守らなかったこと、あるいは他者に騙されたこと、暴力や拉致されたこと、DV（domestic violence）や虐殺などは、なおさら望んだことではない。だがそういう現実がある。

　医師はさまざまな疾病を治し、薬物はさまざまな病に効くが、「病」の存在そのものを撲滅させることはできない。老齢化や心身の衰えも死もそうである。その上、医学や薬学、自然科学は痛みや病気、誕生や死、人生や存在そのものの意味を説明することはできない。

3-2　人生は期待どおりのものばかりではない[*1]

　著者自身も他者も、社会も世界も納得できる存在ではない。数年前に、友人の司祭は「なぜ私は自殺することが許されないのだろうか」と著者にたずねた。彼のいくらか保守的な信仰の傾きは脇に置くとしても、彼はカトリックの司祭であり、著者が深く敬意を払う信頼できる人物であった。彼の強さは文学的な創造力

＊1　人生は理想的にはいかない。期待はずれの人生も例外ではない。

をもって生命の神秘を表現することであったが、わずか数年の間に彼の健康状態は悪化してきた。彼は自分の知的な能力、まっ先に彼の"強さ"が段々と衰えてきていることに気付いていた。

　著者には答えられなかった。「なぜ私は自殺することが許されないのだろうか」という友人の叫びに対する解答を彼に与えられなかった。しばらくの間一緒にいること、彼の話に耳を傾け、彼と自殺や老衰について論じ合い、痛ましい闘病という「旅」を共にすることについて話してみた。その時「（私は）あなたを尊敬しています。あなたとその友情に感謝しています。あなたがいなくなると寂しくなります」と言うことくらいしか著者にはできなかった。彼は自殺せずに2年後、闘病生活を終えて旅立った。

3-3　存在の根底に問いかける叫びへの応答

　神学的、哲学的、また心理学的にみても、適切な解答も解決方法も、ガイドブックもない。ただ、まさに人間の基本的な問題から逃げずに、同僚として"共にいる""共に歩む"ことしかできないのである[1]。人間に苦痛があるのは事実だ。その苦痛にはさまざまなものがある。身体的、知的、社会的、心理的および"人間の中心的な、人間の核の"いわばスピリチュアルな苦痛。薬学や医学によって（脳によって発生する精神的・心理的なものを含む）多くの身体的な苦痛を癒し、また和らげることができる。しかし、知的な問題、社会的な問題、（正常な脳から発生してくる）心理的な痛み、まして人間そのものから生じてくる苦痛そのものに対する薬物や手術はない。

4.　スピリチュアルな叫び

　自分に存在価値があるのか、生きるか死ぬかの瀬戸際に立たされたときには、以下のような叫び[2]が生まれてくる。

---

[1]　ウァルデマール・キッペス「苦しむ人、病める人への臨床パストラルケア──神学が試されている時」『福音宣教』オリエンス宗教研究所、2004年11月号：18-26頁、12月号：32-40頁参照。

[2]　この序章を作成している最中にコンピューターが故障し、入力した文章の大半が消えてしまったことは「人生はマニュアルどおりではない」ことを裏付けてくれた。

・「私は親に愛されていません。親は私を学校に出し、学費を払ってくれましたが、私は親にとって物のようです。親は弟を愛しています……」

（26歳の長女である幼稚園教員）

・「ホームレス・無職・無役・融通無碍！＊1」（リストラにあった男性）
・「今度、私の番だ！」（○○がん末期の検査結果を受けた60代の女性のパニック）
・「こんなつもりではなかった」（定期的に検査を受けていたにもかかわらず、急に末期がんが判明した40代の活発な看護師の叫び）
・「生きたい！」（手を挙げて叫んだ40代の女性）
・「今までの人生は本当のものではなかった」（末期がんの50代の男性の社長が旅立つ少し前に言い出したことば）
・「生きる希望より死への憧れは強かった。すみません」（再婚の10日後、自死した50代男性の配偶者へ宛てた遺書）

「人生はマニュアルどおりでない！」という叫びに対して効く薬物や手術はない。日常の気の慰め、「時間の問題」「人間ですから」「肯定的思考」「頑張りなさい」「お悔やみ」「お気の毒」「お元気で」「お大事に」は援助にならない。現実は厳しい。

　以上の現実をふまえて、著者が目指している本書の目的やねらいは次のとおりである。

❶人間の苦痛の違いおよび"人間の中心的な、人間の核"の苦痛の理解や配慮を深めることによって、人間の的確なケアを考察し提供できること
❷スピリチュアルな痛みに対する薬物や手術はない。だが自他の内面的な生きる力の源や泉を発見し、痛みを超越して生きていける可能性があること。

　スピリチュアルな痛みやパワーを把握するには、まずスピリットの定義から始めたい。でなければ「スピリットやスピリチュアルな○○」という用語は、逆に新しい痛みの元になる恐れがある。

＊1　一定の考え方にとらわれることなく、どんな事態にも対応できること。

CHAPTER-1
スピリットとは

人間は大和のことばで「ヒト」と言い、それは
「ヒ＝日・霊」の「ト＝ところ」という意味である

1. スピリットの定義

　本書の中心課題はスピリチュアルな痛みである。まず「スピリット」の定義を
述べる（スピリットは名詞であり、スピリチュアルはスピリットの形容詞である）。
　スピリットとは、人間にとって五感で確認できる現実がすべてではないことを
自ら悟らせてもらい、このような現実を超越した背後に含まれるすべての存在意
義や価値を把握し、人生の目標（天命）に向かわせる舵となるものや、存在その
ものとの一体感を与える源泉である。さらに人間の自由意志に基づいて共に生き
られる責任ある行動を可能にする内面的な能力・パワーであり、心をはじめ知性・
心理・身体を活かす力・息・気力でもある。これらによってはじめて、人間は本
能的、衝動的、宿命論的ではなく、責任をもって自分らしい本来の生き方が可能
になる。
　ことばを加えれば、スピリットは二つの要素、「to be であること」および「to
do すること」を内包している。そして「to be」は「to do」の基になることを
強調したい。なぜなら「人生の目標」をもたらすのは「to be」であり、その目
標に責任をもって向かわせるのが「to do」であるからである。
　スピリットは五感で確認できる絶望的な状況、特に極限状況をも超越させるパ
ワーである。それは将来を切り開く**希望**となる。希望こそスピリットの特徴であ
る。希望はスピリットとスピリチュアルな事柄の根底・根源にあり、同時にその
現れでもある。

2. スピリチュアルな事柄「スピリット」[*1]

　「五感で確認できる現実がすべてではないこと」を含めてスピリットの定義を
示した。言い換えれば、存在のすべては単なる物質的なものだけではないのであ
る。その上、物質的であっても当たり前なものとしてあるのではなく、不思議な

＊1　人間の理解については、4章－Ⅰ「スピリチュアルな痛みと他の痛みの区別」72-74 頁参照。

もの、いわばスピリチュアルなものだと言える。以下に挙げる事柄は特に心を感動させる不思議なものとして考えられるが、見方によって異なってくるものである。例えば、日常では「水」を当たり前のものとして飲むのに対して、集中治療室での重病患者にとっては一滴の水が「ありがたい！」「解放！」と心身共に感動させる元になることもある。また「水分」を研究す

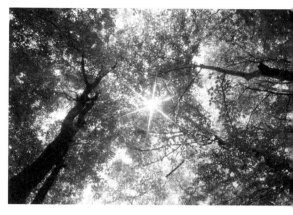

る科学者が、それを研究課題・対象としてその構成データのみを集めているときに、突然「水」・「水分」そのものに感動することもありうる。そのとき、「水分」は研究課題から不思議がる対象、いわばスピリチュアルなものに変わっていくことになる。宗教家は「水」を自然の贈り物として捉え、それを賛美する習慣を身に付けているとしても、時にはその「水」への賛美に心が入っていなくて、単なる口先だけの行為、お世辞になってしまうことがある。前者の褒め称え方はスピリチュアルな事柄であるのに対して、心が入っていない後者の唱え方はスピリチュアルでない機械的な行為にすぎないと言えよう（表 1-1）。

表 1-1　スピリチュアルでない事柄の例

- 何もかも当たり前だと思う態度
- 感謝・お礼をしない生活様式
- 不思議がる心、感動する心が麻痺し、機能しないありさま
- 物質のみに心が捉えられる傾向
- 現世の目に見えるものばかりを欲しがる態度
- 自他に害を望み、与えようとする傾向
- 自他を尊敬せずにけなしたり、あざけったりすること
- 他者を私的な目的に利用すること
- 他者の不幸に無関心であること
- 嘘を言うこと
- 何もかもお金で解決しようとする習慣
- 他者からの恩を受け取らないこと

「水」・「水分」は人や事情、その状況によってスピリチュアルな要素とそうでない要素になりうるのである。以下に述べる事柄は二面性をもちながら、特に不思議がる心、心を感動させる面が強いものとして取り上げている（表 1-2）。

表 1-2　スピリチュアルな事柄

自然な要素
- 水・空気・土・火・太陽・虹
- 存在、生きることそのもの・生命の種類・生き物（人間、動物、植物、細胞）
- 病気そのものや病気の種類（がん、エイズ AIDS、結核、盲腸、風邪）

生きること自体
- 共に生きる（家族・夫婦・共同体などの絆）
- 友人に恵まれ、支え合う
- 傷や病気が治る・危険から救われたこと

心の現れ
- 意識的および自発的に感謝する心・礼拝を含む尊敬（頭を下げることや合掌、祖先や死者に対する黙とうなど）
- 無償の忠実さ

思考
- 考えること・思考・背後まで見る目・哲学・抽象概念
- 生きること（人生）の哲学と倫理
- 意味・人生観・世界観・歴史観

象徴
- 国歌・国旗・団体のバッジ・紋章・記念碑や記念建造物
- 寺・神社・教会・静けさの間など

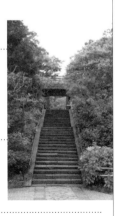

記念日
- 誕生日・結婚記念日
- 七五三・成人式・ひな祭・子どもの日
- 国の祭日（建国記念の日・憲法記念日・敬老の日・勤労感謝の日・海の日）

芸術

・茶道・華道・舞踏

人生の意味・使命・天命

・人生の意味・使命・天命とは自分で作ることができない与えられるもの

・自然・偶然・偶然は必然・運命・運・宿命・摂理・はからい

・五感で体験できること、目で見えるものはすべてでなくそれらを超越するパワー

生き方・内面性

・今とは・こことは・自分とは

・尊敬すること・不思議がる心・当たり前は、当たり前ではない（当たり前は恵み・プレゼント・はからい）・感謝する心

・人生観・社会観・歴史観・世界観・宇宙観

自分の道の＜再＞確認

・道（生き方・生きるしるべ）の方向を確認する基準

・道の（再）確認

なぜ

・病気になるのか

・死ぬのか

何のために

・生きているのか

・病気になるのか

・死ぬのか

生きる理由

・苦しむ理由

・死ぬ理由

スピリチュアルな人物・リーダー・人格者

・誠実さ（integrity）・忠実・尊敬・非暴力・無防備・復讐しない・許し合い

・（子供、特にハンディをもっている子供に付き添う）親

・思想家・哲学者・スピリチュアルなリーダー
（キング牧師[*1]、マザー・テレサ[*2]、永井隆[*3] など）

スポーツ

・試合前の沈黙（例、柔道・剣道）
・試合前の正々堂々とした誓い、ルールを守ったフェアプレーやファウルプレーの現実
・聖火やオリンピック選手のスピリチュアルなハンドブック（Olympic handbook）

医療におけるスピリチュアルの意識化

・WHOが包括的緩和医療の不可欠構成因としてのスピリチュアルな問題の緩和およびスピリチュアルな事柄の定義
・DSM-Ⅳ-TR 精神疾患の分類と診断の手引き[*4]
・NHSにおけるスピリチュアルケア医療を委託する関係機関（purchasers）と、委託されている医療機関（providers）へのガイド[*5]

[*1] Martin Luther King, Jr（1929-1968）。アフリカ系アメリカ人公民権運動の活動家。

[*2] 本名アグネス・ゴンジャ・ボヤジュ Agnese Gonxhe Bojaxhiu。死に逝く貧者の救済に生涯を捧げた。

[*3] 医学博士（1908-1951）。元長崎医科大学物理的療法科部長。1945年6月、長年の放射線研究による被爆で白血病と診断。同年8月9日、爆心地から700メートルの長崎医大の診察室にて被爆。1951年5月1日逝去。「如己愛人（にょこあいじん）『なんじの近き者を己の如く愛すべし』……人はともすれば、わが欲に心を奪われ、このもっとも大きな掟を忘れがちなものである。それゆえ私は、この私らの住む家に如己堂と名をつけた」と『いとし子よ』（サンパウロ、アルバ文庫、2005：11-13頁）にある。「平和を祈る者は、一本の針をも隠し持っていてはならぬ。自分が——たとえのっぴきならぬ破目に追い込まれたときの自衛のためにしても——武器を持っていては、もう平和を祈る資格はない」と、『平和塔』（サンパウロ、アルバ文庫、2001：15頁）にある。また「平和を」という3字を1000枚書いて知人に配り、平和への努力をたのんだ（片岡弥吉『永井隆の生涯』サンパウロ、1961：254頁）。その他の著書『長崎の鐘』『この子を残して』など。

[*4] American Psychiatric Association, *Diagnostic and Statistical Manual of Mental Disorders Fourth Edition Text Revision DSM-Ⅳ-TR*（2000）p. 741. 米国精神医学界・精神科診断基準。

[*5] NAHAT, *SPIRITUAL CARE IN THE NHS：A guide for purchasers and providers.*（1996） NHSとは英国国民保健機関である。対訳：サンパウロ（2003）。

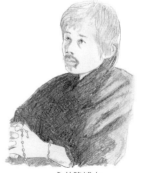

永井隆博士

3. 希望

3-1 希望とは

希望はスピリットとスピリチュアルな事柄の根底・根源にあり、同時にその現れでもある（**表1-3**）。希望のある人生を送るためには、日常生活の過ごし方でそのコツを身につけるとよい。そのために、次の3つの視点が大切である。

- 自分がどこから来ているか、すなわち親および超自然との関係を含む自分の生きるルーツ
- どこに向かって生きているか、すなわち家族や社会、超自然との関係を含む自分の生きる目標いわば天命
- 何のために生きているか、すなわち超自然との関係を含む自分の生きる使命

表1-3　希望とは

・希望は与えられているプレゼントである。
・希望は才能・能力・恵み・恩寵・慈悲のようなものである
・希望は身体・知性・心理・心・魂つまり全身に対する有益な力・要素である
・希望は夢の実現への憧れ、忍耐力の栄養である
・希望はいつも何かの形・方法で現存し続けられる要素である
・希望はいつも有益な効果を生み出す
・希望は癒しである
・希望は健全な楽天主義・楽観を支える

希望とは、喜びと悲しみ、健康と病気、成功と失敗、生きることと死ぬことを含む人生が、最終的に何らかの善を生み出す起因となっているという本源的な信頼および信条である。

希望は信頼に基づいている。どちらも心の行為である。健康への回復、リハビリに不可欠な条件は信頼に基づいている。健康状況が好ましくなくても、希望は人を動かすモーターである。逆に、健康であっても、希望がなければもっている健康さえも失ってしまう。

希望は生きるための根本的な土台である。しかし、人間の心の中には無意識にその土台を壊す傾向がある。「仕方がない」「人間が変わらない」「人間だから」「選

挙だって！　社会は変わらないだろう」「私はだめ」「どうしようもない」「皆が
こうです」「どうやってもできそうにない」「社会はこういうものだ」「（たとえ今
日よい天気に恵まれていても）でも明日、天気が崩れるそうです」「だめ」それとも
「もうだめ」という発言は無意識に希望を失わせ、希望を壊してしまう思考である。

　希望は「善がやがて勝つ」の思考をもつことであるが、現代社会に生きるため
の援助を与えるものとして、次のことを取り上げることができる。

- ・ガンジーの「真理は勝つ」＝真理・真実は滅ぶことなく生き残るというモットー
- ・ある心理学者の指摘した事柄、すなわち「善行が生き残る」。ロウの最後の
　一滴まで使い切って光になったロウソクの事実は、歴史としていつまでも生
　き残る。あるいは「誰にも観察されなくても咲いている花は美しい」
- ・電球を発明するまで 2000 回の実験をしなければならなかったエジソンのこ
　とば、「それは電球ができる "2000 回の失敗 " ではなく "2000 回の電球がで
　きない方法の体験 " であった」

これらのことばは著者には真実・善を追求する方向付け・舵、つまり希望を与
えてくれるプラスの思考である。

3-2　希望の育成

以下に希望を育てるための基礎知識を挙げ、説明する。

（1）希望のある心構え

　人間は善い方に変わることができる。それは個人的、国際的なレベルでもそう
言えよう。和解ができる／できた事実はそれを証明してくれる。ドイツとフラン
スの間にあった何百年もの敵愾心が消え、現在この 2 ヶ国が共に歩み、欧州連
合（EU）の中心になっているのはその一つの善い例である。

　ドイツ生まれの著者にとって 10 月 3 日（ドイツ再統一記念日）は、社会が善い
方に変わった一つの象徴である。1945 年、米・英・ソ首脳が、ドイツの戦後処
理について結んだポツダム協定によって、ドイツは 4 つに分割された。米・英・
ソ・仏による占領。1947 年、米英両軍の占領地域は合併し、1948 年にはさら
にフランスの占領地域も合併して、1949 年にドイツ連邦共和国が成立した。同
時に、ソ連の占領地域は 1949 年ドイツ民主共和国（旧東ドイツ）として成立し

た。1961年にはベルリンの壁が造られたが、1989年にその壁は崩壊し、翌年、1990年東西ドイツは統一された。ドイツ人である著者自身、著者の存命中には統一はできないと思い込んでいた。言い換えれば「ドイツ再統一」への希望をもっていなかった。ところが旧東ドイツのあるグループはドイツ統一を望み続け、1989年の「ライプツィヒの月曜日の平和の祈る市、および月曜日のデモ、非暴力のロウソク革命」として世界中に知られていった。欧州連合の成立もドイツ再統一も希望による行為の結果であろう。

　人間が死に向かっても生き生きと生きることができ、本物の自分自身になれることは、多くのホスピスの患者が証明してくれる。病室で植木を育て、その成長に生かされる患者はこうした例である。あるいは、配偶者に死別され、悲しみでいっぱいだったパートナーが、ミニトマトの植木によって立ち直る力を得た例もある。植物・生物の芽生えは希望の象徴・シンボルでもある。

　ナチス強制収容所のバラックの壁に、爪や何かの道具で彫り込まれたチョウチョが残酷な状況（殺害される状態）であっても、生きることへの希望を失うことなく、殺されるまでの間生きる力になった事実も希望の力の現れである。とらわれた人（ユダヤ系の子どもたち）自身の厳しい状況は、毛虫のありさまであり、そこから美しいチョウチョに生まれ変わるに違いないという象徴になった。

　医療界における死に逝く人々に対する緩和ケア（ホスピス運動）の誕生とその発展や、日本における「死」や「死ぬこと」へのタブーが無くなってきたことも、人間が善い方に変わることができた例である。

（2）希望をもたらすもの

　希望をもたらすものの領域は、身体的、知的、社会的、心理的な事柄から、心と魂に広がっている。以下にいくつかの項目を挙げる。

- ・人生の意義：それは、生きる舵になり、希望を生み出し、信頼を強め、場合によって内面的な喜びをも生じさせる起因である
- ・信頼：それは将来を開き、次のステップを踏み出す勇気を引き出す要素
- ・信仰（祈願）：それは自分を越えている存在・パワーを信頼し、希望をかける要素。知識としての情報を得ることによって自分ができる自信を生み出すもの
- ・善行：それは善には生きる力や活かすパワーがあることを信じて行う行為

CHAPTER-1——スピリットとは

・セカンドオピニオン（second opinion）：それを求める意志は運命に任せずに自己管理と責任および自由を表現し、次のステップを踏み出す希望を示す行為
・科学・医学の発展・進歩
・身体検査のよい結果
・代替医療（Alternative medicine）、漢方薬：副作用が少なく、割安で医療効果のある薬
・祈りはよい医術[1]：祈りを処方する（Prescribe prayer for patients）
・健康：長生きは必ずしも希望をもてるわけではない

（3）希望は死（の現実）を超越させてくれる
「ホスピス」は希望の現れや反映でもある。死ぬことや死は万事終わりなのではなく、死ぬ過程は内面的な成長を可能にし、死を超えることが可能であることを「ホスピス」が象徴している。希望は病人をはじめ、彼らに関わる医療スタッフや身内の人を支え、最後まで気力を与えてくれる要素である。ここで例としてサンフランシスコの禅ホスピスの理念を紹介する[2]（**表 1-4**）。

表 1-4　サンフランシスコ禅ホスピスの理念

1. すべてを歓迎し、何一つ押しつけず拒まないこと welcome everything – push away nothing
2. 物事の間にくつろぎのときを見つけること find a place to rest in the middle of the things
3. 待たず、引き延ばさないこと don't wait
4. 自分自身の全身をそのときそのときの体験に入り込ませること bring your whole self into the experience
5. 自己の "知らない／分からない思考" をみがくこと cultivate your "don't know mind"

---

[1]　Larry Dossey, M.D, Prayer Is Good Medicine: How to Reap the Healing Benefits of Prayer. Harper One, 1997.
[2]　創立者 Frank Ostaseski。

大切なのは、「絶え間なく現実から学ぶ姿勢、初心者であること、ケアマニュアルがないこと、患者のひとり一人は"生きている記録 a living document"[1]」として意識することである。

（4）楽天主義と希望

人間や社会が変われることの確信に基づいている楽天主義者は希望をもたせるが、複雑な現実を拒否する楽天主義は希望をもたせない。現実を認めず、ユーモア・冗談や気の慰めをしても、他者に希望を起こさせないし、育てられない。

（5）希望のない心構え

運命論（fatalism）は消極的な生き方、気力を減少させ、希望を失わせ、絶望の起因にもなる。「仕方がない」「もうだめ」「どうせ、何もできない」「すべては運」「皆がそうです」「無駄」「遺伝子だから仕方がない」「生まれつき」「親のせい」のような日常のフレーズ、言い回しはそれを反映している。

悲観主義や悲観論（pessimism）は、人間は好ましくない状況におかれている存在であり、それは全力を尽くしても善い方に変わらないという思考である。「この年齢で変わることができると思うの？」「人間はだめ」「年寄りばかり」「高齢化」「患者を癒しても、最終的に死んでしまう」「歴史は人間の残酷さの繰り返し」という言い方はこうした心構えを表す。「選挙に行っても行かなくても、政府はどうせ（善い方に）変わらない」と言って選挙権を使わず、政治・政府に対する希望のない行動もその一つの現れである。

（6）希望を減少させ、失わせる事柄

希望をもたらすものと同様に希望を減少、もしくはそれを失わせるものも領域が広い。身体的、知的、社会的、心理的な事柄から、心と魂の事柄まで広がっている。間違った希望をもたらすものとしていくつかの例を挙げる。

- ・現実を否定すること
- ・不健全な信仰や宗教から生じてくる気休め
- ・祈ることは大切であるが、現実を認めないものは不健全な希望をもたらし、

---

[1] Anton Boisen、臨床パストラルケア教育の創始者の発言。

害を与えることが少なくない[1]

・「万能のように振る舞う医療スタッフ」、「医学・医療は万能であると信じる患者」といった誤った考え方

（7）絶望

絶望とは物事や人生そのものにサジを投げ、"万事休す"、自他および自力と他力に対する希望を一切捨てる行為である。どうやっても仕方がない、すべては空虚、無意味とする心構えで、これらは心身を弱らせ、死なせる原因になるものである。

（8）自分自身の心構えは必ず相手（患者）に伝わっていく

人格や人の性質は環境を作る。人を包む雰囲気は人によって影響され、構成される。部屋・住まいや事務所の雰囲気は、それらを使う人の内面性を反映する。重い病気を患っていればいるほど、人生の終わりに近づけば近づくほど、人間（患者）は敏感になり、関わっている相手の（真）心が分かる。そのためには関わる人が自分自身の心構えの質や様子、その内容や中身を知ること、つまりその意識化が不可欠な課題になる。でなければ相手（患者）の希望を減少させ、もしくは失わせる行為になってしまうかもしれない。

希望そのものは健全な信頼や、信条と信仰、信念や確信に基づいている精力的でエネルギッシュな要素である。希望を日常生活の中でもち続け、成長させ、洗練させていくなら、病んでおられる方々に的確な援助を与えることのできる基礎となることを強調したい。

（9）死に臨んでいる人への心がまえ

病んでおられる方々と関わる人には、まず自分自身が希望をもち、相手の希望を育成し、もしくは希望をもたせる人であることが基本となる。的確な心構えとは、人間が置かれている状況が、やがて善い方に変わるという確信に基づいている希望をもつことである。死に臨んでいる人に対して、

---

[1] 著者の体験。あるとき、重い病を患っている知り合いを訪問した際、患者と同様の信仰者は、病室に入ってくるなり「よくなるよ！」と言い、喜びの賛美を歌った。だが患者は一週間以内にこの世から旅立った。

・理解することが必要
・付き添いの真心、真実や思いやり（おしゃべりは不要）
・間違った希望をもたせないこと[*1]

　念のために言い添えるが、健全な希望に基づいている心構えは訪室の際のみではなく、日常の生活の基礎であるべきであろう。この日常の生活の基礎という点で希望は傾聴と同じである。傾聴は訪室のときだけ実践できると思うのは、基本的な誤りであり、生きることへの無知の現れである。本物の傾聴は生活の究極的な課題であり、日常生活の各人のありさまだからである。希望もまたそうである。

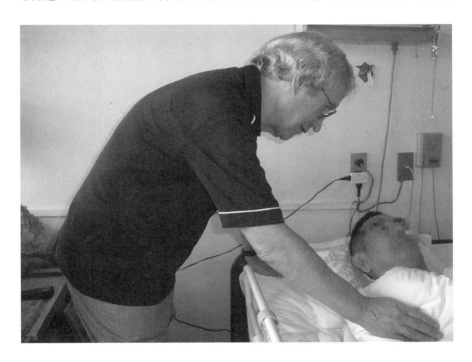

＊1　死に臨んでいる方に対して「またよくなるよ」「また山に登れるよ」。リハビリの際「すべては前のとおりになるよ」のような発言は（現実を反映しておらず）不健全であり、有害である。

CHAPTER-2
スピリチュアルな痛み

I　痛み

「頭が痛い」「なぜ」「困った」「信じられない」
「分からない」「うそ！*1」「神も仏もない」

痛みを表すことばは数多い。すなわち、苦しむ、悩む、患う・病気がち、苦痛、頭痛、かぜをひく、損傷や損害、災害や被害をこうむる、悲嘆にくれる（grief）、堪え忍ぶ・我慢する、不当な仕打ちを受ける、投獄される、不安・心配、昇進させてもらえない、人間として扱われない（物扱いされる）、軽蔑される、名誉毀損、不合格、飢える・貧困などを体験するとき、人間はさまざまな痛みを感じる。

これらの表現が意味する内容について掘り下げてみる。

1.　痛みの発生

人間は下記の状況に陥ったときに痛みが生じてくる。

・心身が健康な状態から、好ましくない感覚・感じを体験するとき、快感を覚えない状況
・自分自身にとって好ましくない、納得できない、生きづらい現実・状況
・今まで慣れて安心させてくれたような事柄が、不安や息苦しい状態の体験となるとき
・自分に関係のある状況が好ましくない方に変わったとき
・自分が変えられない好ましくない状況のとき、こうした状況に縛られているとき

＊1　良い驚きの表現としても使用されている。

2. 痛みのカテゴリー

痛みの元・原因がさまざまであると同様に、痛みの種類にも多様性がある。

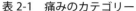

表 2-1 痛みのカテゴリー

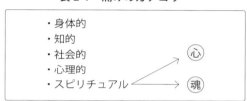

WHO は、緩和ケアにおいて身体的・社会的・心理的およびスピリチュアル＝霊的の 4 つの痛みの種類を紹介し指摘している[*1]。それに対して、著者は"知的な痛み"[*2]を指摘したい。ここで 5 つの痛みを提示する。

① **身体的**：かぜや熱、ハンディやケガからパーキンソン・アルツハイマー・がん・エイズ・筋萎縮性側索硬化症（ALS）などの難病まで
② **知性・理性・理解**：無知から何もかも分からなくなってしまう状態まで、自律できないこと
③ **心理的**：不安、友達ができない、無言、意思の伝達ができない、話せない、依存される、操作する
④ **社会的**：家庭や家柄、学歴や職、地位や経済力、定年後や老後を含む生活の安定や保険、病気のときの入院や在宅ケア（の治療）のコスト、家で看取ってもらえる基準設備やケアネットワークサポート
⑤ **スピリチュアル**：気力がない、やる気がない、存在的・実存的 existential 生命、存在そのものにかかわるもの

[*1] 世界保健機関編『がんの痛みからの解放とパリアティブ・ケア』金原出版、5 頁
[*2] 身体的痛みと同様に知的、心理的、心、スピリットや魂の痛みがある。WHO は 4 つの痛み、すなわち身体的・社会的・心理的・スピリチュアルな痛みを区別するが、著者個人としてそれに知的な痛みを加えたい。なぜかというと「いくら考えても分らない」というのは非常に苦しいからである。知的な痛みの影響はかなり大きいものである。著者自身のことで説明すると、この原稿を作成したとき、読者が「スピリチュアルな痛み」を正しく理解できるにはどのようにすればよいか分からず、眠りは不調になった。それは知的な痛みからくる原因であった。結局その方法がある程度分かったときには、以前よりも眠られるようになった。

- 心：善悪、裏切、嘘、約束を破ること
- 魂（全人）：自分は価値のないだめな人間、愛せない／愛されていない自分、存在価値のない自分の痛み

　すべての痛みは同じではない。ここで言いたいのは心理的な痛みとスピリチュアルな痛みとを区別するには、ケア・ワーカー自身の体験・感性の鋭さ、およびスピリチュアルな生き方が基礎となるということである。特にスピリチュアルな生き方を強調したい。本章ではそれらを区別する理論やスキルを紹介し、行間からいくらかでも伝わることを希望している。読者、特にケア・ワーカー自身の生き方に基づくものであることを念頭において読みすすめてほしい。

3. 痛みの意味

　著者の同級生の外科医のことばが記憶に残っている。「患者さんが治療に来るたび、少しでも痛みがあるとすぐ『痛み止めの注射を打ってほしい』と言われ、気持ちが嫌になりそう。痛みには何かの意味があるのではないだろうか」と。ドイツの名サッカー選手ベッケンバウアーの「（サッカーの）トレーニングで（身体が）痛まなければ本物のトレーニングにならなかった[1]」ということばも印象深い。なぜかというと、人々は少しでも痛みがあると、それに耐えようとはしないし、痛みに何かプラス面（例：頭が痛くなったら、休憩の合図と受け取る）があるとも考えず、痛みそのものが存在しないほうがよいと考えるからである。

　自分自身をはじめとして、社会や世界、自然そのものが痛みをもたらす、そのこと自体は変えられないが、これらの要素についての思考を変えることはできる。だが、考え方や捉え方を変えても、こうした事柄が存在していること／存在したことを、変えられない現実として認め、無意識に抑圧したり、否定したりしないように注意すれば（気を配れば）よい。信条・信仰や宗教、神学と哲学、心理学や医学、精神科学や自然科学、場合によってはユーモアでも痛みの現実を説明できる。あるいはこうした状況の一つでも改善できたとしても、その状況が存在したことは変えられないことを絶えず意識に残した方が、心理的およびスピリチュ

---

*1　ドイツの元名サッカー選手であり、かつ指導者フランツ・アントン・ベッケンバウアー Franz Anton Beckenbauer のことば。

アルな生き方のために健全であろう。

4. 痛みの捉え方

痛み、病気や死の捉え方はさまざまである。自然科学にとって病気と死は自然な出来事であるが、哲学や宗教（学）を含む精神科学の捉え方は、さらに多様である。

著者はキリスト教を信じ、イエスとの関係をもって生きようとしている。著者が受けたキリスト教での教育では、病気や死は人間の罪の結果として捉えられていた。この捉え方は著者の中で少しずつ変化してきている。すなわち、病気と死はひとりの患者自身の罪ではなく、人類全体の罪の結果であり、さらに現在の自然科学の発達や研究の影響によって、それは自然な現象だというように。

ある知り合いの整形外科医が、がんを患いながら最期の日々を過ごしていたとき、担当の医師に「モルヒネによる痛み止めはいりません。私は自分の苦しみを十字架のイエスと合わせたいからです」と言い、痛み止めを断り、医師がそれに納得してくれた。

以上のキリスト教的痛み・病気と死の捉え方は、日本に広まっている「病気や災いは天罰」と似ていることを言い添えておく。ハワイのあるホスピスで教えてもらい、記憶に残っているのは、「日系二世にはがんであることを告知できない。なぜなら"がん"を罰として捉えているからだ」ということばである。

痛みに対する捉え方・考え方は極めて大事な要素である。なぜなら痛みは人生に大きな影響を及ぼすものだからである。大まかに3つの捉え方がある。すなわち、**肯定的**および**否定的**な捉え方、そして現実を**無視**する捉え方（態度）である。

4-1 痛みのプラスの捉え方

肯定的な捉え方の根底には痛みが意味をもつものであるので、痛みが人に何かを知らせてくれる役割を果たしてくれる。著者個人としての痛みに対する説は**表 2-2**の

表 2-2　痛みとは

・生きることは、成長すること
　・成長することは、変わること
　　・変わることは、苦しむこと
　　　・苦しむことは成長の現れである

とおりである。

　しかし、大概の人は苦しむことを好まないため変わらないし、成長しない。だが、成長したい、生き生きしたいのであれば変わらなければならない。変わることは、場合によって大変な困難に導かれることである。ごく簡単な例で説明すると、今日の晩は昨夜と違った方法——昨晩頭を置いた所に、今日は足を置くこと——で布団に入るような行動を試してみたくても、実行し難い。簡単で物理的な試みであるにもかかわらず、かなり抵抗を呼び起こすものであろう。物理的な行動・習慣より、考え方を変えることはさらに困難である。「死ぬこと」「死」および「死別」はその具体例である[*1]。痛みはすべて同様なウエイトをもっていない。ある患者は、モルヒネの副作用として思考能力が落ちるので、痛みが強くても最後まで明晰な頭が欲しいとモルヒネを断っている[*2]。

4-2　痛みの否定的な捉え方

痛みは、
・人（患者）を破壊させるもの
・ナンセンス、意味のないもの
・希望をつぶしてしまうもの
・ただ宿命的で、嫌なものとして我慢することしかできないもの
・痛みのことだけに心がいき、他のことが考えられなくなること
というように、否定的に捉えられることも多い。

[*1]　キリスト者は死に向かって生きるのではなく、死を通して永遠に生きる状態に移り変わることを信仰宣言する。だが、死の解釈はさまざまである。生きることどころか、死は恐ろしいし、死によって存在が消え、無にかえるなどのような思考もある。死が万事終わりではなく、永遠の生命へ通過する機会として把握できるなら、大きな変化を呼び起こすことができる。「死」を例に使い、死そのものを考えると落ち込んでしまうことがある。それは心理的な問題である。ところが、死を通して命、生きることを考えると心理的な状態（気持ち）が変わってくる。死は万事終わり（ターミナル）ではなく、生きることへの道だから、希望が沸いてくる。それはスピリチュアルな次元による変化である。私は死に向かって生きるのではなく、「永眠」ではない、（永遠の）命へ（向かって）死にたいのである。それは今、この時にも当てはまる。

[*2]　モルヒネによって思考力が落ちない療法もあることを否定しているわけではない。当患者の場合はその知識をもっていなかった。134頁の脚注2を参照。

4-3 現実を無視する捉え方

「ロゴセラピー logotherapy」は、痛みになる危機・問題に対する２つの反応（態度）を起こさせる。１つは**本能的・衝動的（自然）な価値判断**による反応である。それは好ましくない現実を無視する「NO！」という態度であり、その結果として次の段階が生じてくる。

嫌な気持ちおよびストレスが湧き出ると人間は、①自己破壊、②代償破壊、③復讐の３つの種類の攻撃が生まれてくる。こうした本能や衝動に基づく反応は、自殺・離婚・登校拒否・ニート・いじめ・過労死などに至る要素になる。

危機・問題に対するもう１つの態度は「YES」というものであり、それは本能的・衝動的（自然）ではなく**スピリチュアルな価値判断**、すなわちロゴスによるものであり、ロゴセラピーが目指している態度である。

4-4 文字と痛みの意味

参考のために文字による捉え方を挙げてみる。

表 2-3 文字による捉え方

- ・「痛」の漢字とは苦痛・頭痛・悲痛・沈痛・痛切・痛快である。
- ・患者の「患」は次の意味をもっている。
    字形：意味を表す「心」と、音を表す「串」とからなる形声字。
    字音：「串」がこの音を表す。「串」の音の表す意味は「貫」(つらぬく)である。
    字義：心が貫かれる思い、すなわち「うれえる」意[1]。

    患＝串＋心
    串＝つらぬく意

---

[1] 加藤常賢・山田勝美『角川字源辞典』新装版、角川書店（1976）222 頁

Ⅱ　スピリチュアルな痛み

1. スピリチュアルな痛みの定義

著者によるスピリチュアルな痛みの定義を**表 2-4** に示す。

表 2-4　スピリチュアルな痛みとは

人間（自分自身）を含む存在そのものの意味、目標と価値を見いだせず、本来の自分ではなく、置かれている好ましくない現実を超え、あるいは超えさせる希望を与える力や機能がなく、その状態から解放されない。さらに自由意志に基づく良心的な生活を送ることができず、心と魂、いわば全人が患っている状態を意味する。

　スピリチュアルな痛みとはスピリチュアルな健全さ、およびスピリチュアルな喜びを目指している状況が変化し、その変化した現実の状況を把握し受容させ、超えるパワーが尽きてしまったことを意味する。従ってスピリチュアルな痛みを定義すると、**責任をもって自分自身の核を自分らしく生きられないこと、責任をもって自分自身の核から自分らしく生きられないこと**、と言える。スピリチュアルな痛みはスピリチュアルな健全さが傷つけられ、失われたものを明らかにし、回復できるような援助を求める叫びを生じさせる要素である。病や死が人の人生に厳しく避けることのできない事実として、いつか必ず訪れることを誰もが知っている。だが人生の半ばを過ぎてあるとき突然、命にかかわる病になると「どうしたのか」「まだしたいことがある」「そんなつもりではなかった」といったような叫びが生じる。それは生きる意義や基礎、希望や失望に関わるスピリチュアルな痛みによる実存的な叫びの一つの例である。

2. スピリチュアルな痛みの本質

2-1 保障のない現実

　人間は、自分の期待や理想に沿って生きるよう創造されていない。社会・世界・自然・宇宙・超自然（神）もまたそうである。人間は自分自身をはじめ、このような社会・世界・自然・宇宙・超自然（神）を自分の納得できるような存在に変えようとしているが、それは不可能である。人はこうした変えられない現象や現実、状況、与えられる条件そのものによって苦しんでいる。これらはスピリチュアルな痛みである。年齢を重ね衰えること、病気や死ぬこと、社会の不正、テロ、不幸、悲しみや惨めさ、悪意や悪、罪と良心の責め、災害や天災、自然界における弱肉強食、自己の性格や人格の弱さ、自己理想など。人はこうした現実に対する心構えや考え方を変えることはできても、こうした苦しい現実の存在そのものは変えることができないし、無くすこともできない。例えば、貧困や交通事故、病気から解放されても、これらの貧困、交通事故、病気が存在している事実を変えることはできない。死を受容できても、死そのものや死の存在は変えられない。これらの存在はスピリチュアルな痛みの元であり、本質である。

　スピリチュアルな痛みは人間であるがゆえの苦境・窮地である。現実を生きることそのものは快適なものではない。上述した事柄の重複になるが、人間は（厳しい）現実を生きるために、まず超自然的存在へ助けを求めたが、思うとおりにならなかったし、現代も同じである。従って、運や超自然、信条や信仰、神話や宗教が、スピリチュアルな痛みの元になるひとつの根本的な要素になってきた。運より超越者・神を善意の存在として信じる者にとって、自分自身を含む現実は辛い痛みの原因になりうる。

2-2 自分自身の内面性

　スピリチュアルな痛みは心・霊・魂の痛み、すなわち全人的な痛みである。スピリチュアルな痛みの核、もっとも根本的な原因とは「自分は broken（統合されていない）で、完全でなく、身体・知性と心理、心と魂が一致していない状態である。自分は身体・知性と心理、心と魂が統合されたひとりの人間でありたい。自分は

そのバラバラな状態から解放してもらいたいし、"WHOLE 一体の "、"HOLY 聖なる "*1 ものでありたい。自分と同じく社会や世界、宇宙も broken であり、統合されていない構造体である」ということである。

broken の理由として、キリスト教では人間が神の掟に従わなかったこと、つまり " 罪 " を原因として捉えているが、ギリシャ神話では、男と女のほかに、アンドロギュノスという両性具有の生物が理由とされる。あるとき、神々がそのアンドロギュノスを 2 つに分けたので、人はそのときから互いの分身である異性を求めてさまようことになったという。人、この限りない不完全なもの。

現実を説明するには哲学・宗教のような精神科学、あるいは物理学・化学・医学のような自然科学を用いている。だが、それらの説明・把握や理解が現実に合わないことがあり、それによって痛みが生じてくる。自分が学んだこと、信じてきたこと、思ったことなどは現実と合っていない。頼ってきた心身の健康や自然、教育や教訓、信じきった超自然者は私を見捨ててしまった。どう考えたら、どうすればいいのか分からなくなった。自分自身さえも分からなくなった。今の状況がさっぱり分からない。「どうして私を見捨てられたか」「どうして私と相談しなかったのか」「どうして私を離婚させたのか」「どうして私を未亡人にさせたのか」「どうして……」

3. スピリチュアルな痛みの元になる 8 つの事柄

スピリチュアルな痛みは、病気や極限状態（死や死別）のみが要因ではなく、人間存在や人間の状態そのものである。人間は病気によってではなく、人間の状態によって死ぬのである。というのは人間が制限され、限界のある存在であるからである。人間の誕生は死へのスタートである。闘病では「退屈」に痛んでいる人は少なくないが、その具体的な退屈の状態ではなく、退屈の存在そのものがスピリチュアルな痛みの一つである。人間存在の基本的な在り方は日常生活においてあまり意識にのぼらず、問題すなわち痛みにならないかもしれないが、何かの具体的な生活を超えた状態によってはじめて実存的な痛みになるのは例外ではない。善悪であればなおのことである。

＊1 "WHOLE" と "HOLY" は同じ語源による単語。

スピリチュアルな痛みの元になることとして特に8つの事柄を取り上げる。

①変えられない事柄

②現代、解けない謎

③現代、解決のできない問題

④人間が平等でないこと

⑤喪失すること

⑥善悪

⑦自己の完全無欠の状態 や自己同一性 の不統合

⑧以上の事柄を含む自分自身の存在と存在自体の意味や目的、およびそれらから
生じてくる実存的な苦痛・苦難や苦悩

3-1　変えられない事柄

変えられない事柄として次の項目を挙げる。

（1）自然的な事柄

・存在そのもの、生と死、病気や癒し、時間や時が経つこと[1]、歳をとること、
衰えていくこと、人生に終わりがあること

・人間は時間存在である[2]。人生は一方通行の道ではなく、絶え間ない時
間とエネルギーの損失、使い込む過程であり、精力を消耗する。体力
（strength）・精力／元気（energy）・生命力（vitality）や活動力（vigor）[3] は
制限されている要素

（2）過去、すなわち一度"出来事"になった事柄

・自分の存在およびそれに関わる基本的な事柄：誕生とその時期、性別、
産んだ母親、生まれてきた家族や親戚、国民や国、社会およびその（当時の）
自然環境や気候など

（3）現在まで生きてきた「道」いわば履歴

・教育の事柄：幼稚園・小中高大学、ある勉強（例：数学）ができ、ある研究（例：

---

[1]　ラテン語の tempus volat。絶え間なく時は過ぎていくこと。

[2]　哲学者ハイデッカー。

[3]　老化現象。一般的に男性は生涯のうちに骨格の 15％、女性は 30％ を失い、大方は骨の鉱物質の
密度と脊椎骨の椎間板の減少によって身長が縮む。筋肉が衰えると、背骨と胸部を支えられなく
なり、前かがみや腰が曲がる原因になりうる（『Time 』2003 年 7 月 21 日：38 頁）。

英語）ができなかったこと
- 健康や病気の歴史：五体満足対五体不満足、乳歯やはしかをはじめ、微熱や手術など
- 成功したことおよび失敗したこと：試合に勝ったこと、および負けたこと、山登りができたこと、できなかったこと
- 喜びおよび悲しみ：友達に恵まれること、入学・入社、結婚や家庭作りの喜びおよび裏切られたり、孤独の状態に置かれたこと

(4) **自然の驚異や脅威**
- 病気になること。病気そのものの存在。ある病気を治すことができるが、病気そのものを根絶することはできない
- 死ぬことおよび死。延命することができるが、死を破壊・根絶することはできない
- 破壊・滅び・腐敗
- 奇形児[*1]
- 自然破壊
- 津波や地震[*2]、竜巻、地滑りや山崩れ

(5) **悲劇**
- 怪我や事故

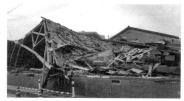
熊本地震（2016年4月）

3-2　現代、解けない謎

　現代の解けない謎は多様である。例えば、**存在そのもの**（存在しない可能性もあるのに、なぜ存在そのものがあるのか）、**誕生と死**（なぜ、人は生まれ、そして死ぬのか）、**個人的存在**（なぜ、自分は男性（女性）に生まれたのか）（なぜ、自分は難病をもって生まれたのか）、**日々の生活**（毎日皿洗いしても、使えば食器が再び汚れてしまう）、**善悪**（なぜ、悪がはびこり、善人が苦しむのか）（なぜ、人類の歴史は戦争（＝人殺し）の連続であるのか）などである。ある意味で「す

[*1] シンガポールの私立ラッフルズ病院で2003年7月6日に頭部分離手術を受けていた29歳のイラン人双子姉妹ラダン・ビジャニ Ladan Bijani さんとラレ・ビジャニ Laleh Bijani さんが8日、出血多量などで相次いで死亡した。彼女たちは自分の意志で手術を決断した。

[*2] 例：1995年1月17日、阪神大震災、M7.3で6,437人が亡くなった。2011年3月11日、東日本大震災では津波による原発の被害も発生。2016年4月14日M6.5、16日M7.3による熊本地震。

べては謎」と言っても過言ではない。

謎は2つの種類に分けることができる。すなわち、心地の良い、意識にのぼらず、問題として感じない、疑問もなく当然なもの——"運がよかった"として受け止められている謎もあれば苦痛の元になる謎もある。前者は健康・五体満足・家族や住まい、国籍と平和な社会に住んで、恵まれていること、後者は病気・交通事故・災害・貧困・離婚・挫折・死別・戦争のような運が悪い、あるいは運に対する呪いを感じるような事柄である。人口統計も謎を物語っている（**表2-5**参照）。

表2-5　2017年度日本の人口統計

項　　目	年間の人／組数	1日あたり換算
誕　　生	946,060人	2,592人
死　　亡	1,340,433人	3,672人
自　　死	21,321人	58人
結　　婚	606,863組	1,663組
離　　婚	212,262組	582組

※厚労省「人口動態統計2017年」

2017年、日本では33秒に1人が誕生し、24秒に1人が死亡、25分に1人の自殺があり、52秒に1組が結婚し、2分30秒に1組が離婚した。あるデータでは年間100万人（著者の判断では届出のないものを含めた数字である）を超える中絶手術が行われる日本社会は「中絶天国」といわれる[*1]。

誕生と死亡、自殺や人工妊娠中絶、結婚と離婚はいずれも"謎"の出来事であり、解決できるものではない。"なぜ"人間は生まれ、病気になり、（苦しんで）死ぬのか。"なぜ"幸福を目指して結婚した人が離婚し、"なぜ"人は自分の手で自分の命を絶ち、"なぜ"子供を堕ろしてしまうのか。それらは考えさせられる"謎"である。

3-3　解決のできない問題

現代の解決のできない問題は山積されている。例えば、死産や知的障害児をみごもること、地球の温暖化、エイズやアルツハイマー病などの難病、戦争・内戦

---

*1　人工中絶年間100万人、1日あたり2,740名、32秒に1件（日本カトリック司教団『いのちへのまなざし　二十一世紀への司教団メッセージ』カトリック中央協議会、2001年2月27日：41頁）。

や憎しみ・分裂、原理主義とのディスカッション、人種差別、人間の平等、裕福と貧困の均衡、社会福祉の公平な配分など。

一つの問題が解決されたとしても、新たに解決のできない問題が生み出されるという事実は明白である。例えば、ノーベル賞の創設はそれを物語ってくれる。ダイナマイトの発明者であるスウェーデンの化学者 A・ノーベルは、" 人間 " がダイナマイトを扱う方法、つまり悪用を心配し、人類に貢献した人物・組織をたたえるために遺産をノーベル賞の基金として提供した[*1]。

現代、解決のできない問題として、次のようなものが挙げられる（**表 2-6**）。

表 2-6　解決のできない問題

・自分の遺伝子をはじめ、生物すべて
・理想でない環境や世の中
・弱肉強食の自然と人間の社会
・航空を含む交通機関の絶対安全が不可能だということ
・病気・死ぬことや死、死別や悲嘆などの事実、およびその存在が根絶されないこと
・自然災害
・安全でない生活、社会制度や交通事故
・社会の分裂
・世界の貧困、内戦や戦争
・がんを克服すること、がんからの解放

3-4　人間は平等でないこと

映画『アマデウス AMADEUS[*2]』は、人間が平等でないさまを物語っている。皇帝ヨゼフ二世に仕えた宮廷音楽家、アントニオ・サリエリと名乗る老人は、ある日「私はモーツアルトを殺した」と発狂し自殺を図り、精神病院へ運びこまれた。精神病院付きチャプレンはサリエリを訪室。罪を告白した彼に、赦し（心の平安）を得るように、「神の目にはすべての人が平等 All men are equal in God's eyes」

＊1　Alfred Bernhard Nobel は、破壊（暴力）の推進者として記憶されることがないように、亡くなる 1 年前に遺言を書き直し、ノーベル賞を創設した。

＊2　1984 年製作。最後のシーンでサリエリは、精神病院の廊下を「凡庸なるものの守り神として祝福を与えよう」と十字を切りながら、入院している患者たちの前を車椅子で通り過ぎていく。この物語は歴史的事実に基づくものではないが、人間が平等でないという真実の一つの例である。

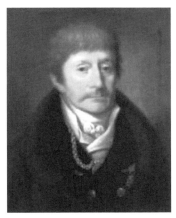

アントニオ・サリエリ

と励ます。それに「ほんとう？ Are they ?」とサリエリは答えた。そのサリエリのことばは人間が平等でないという悲劇を物語っている。というのはサリエリの人生のすべてを変えたのはモーツアルトである。4歳で最初のコンチェルト、7歳でシンフォニー、12歳でオペラを作り、幼いころから神童と言われていたモーツアルトは、教育熱心な父と欧州を巡り、ローマ法王や国王たちの前で演奏していたので、その名声は知れ渡っていた。一方、サリエリは田舎に生まれ、両親の無理解で一時は諦めた音楽の道であったが、幸運にも宮廷音楽家という職を得ることができた。幼いころから、すべてを犠牲にしても、音楽によって神の栄光を讃えたいと願っていたのに、モーツアルトの才能とは比ぶべくもなかった。

人間は平等ではない。著者が（1996年春）ある朝早く、ハワイのマウイ島にある病院の前で知り合いを待っていると、一人の男性が著者の前に立ち止まった。彼が枕を持っていたので透析治療が終わったばかりであることが分かった。見知らぬ彼が、じっとアイコンタクト――厳しい顔つき――をしながら著者の年齢をたずねた。著者が自分の年齢を言うと、彼は「同い年であるのに」という不満に満ちた発言をし、それが心に残っている。「なぜ（同い年なのに）あなたは元気なのですか。私は腎臓と肝臓の疾病で透析を受けなければならない身体なのに！」のような"人間は平等ではない"という叫びだった。

現実にそして事実であるさまざまな人生や運が、人間の不公平なありさまを物語っている。日本の憲法や国連憲章は人間は平等であると記しているが、現実はそうとは言い難い。強いて言えるのは「尊敬される存在」として"人間は平等である"かもしれないということである。しかし現実として、生まれる環境の違いによって、人間はすでに平等でないと言えよう。表 2-7 にあるように、人間には事柄の"差異"によって人生が異なってくる。まさに人生は不公平である。

現代は「いつから人間であるか」というような基本的な問題が発生してきている。精子と卵子の受胎時、それとも受胎後何週間目から人間として認めるのか。さらに、人間の細胞研究、人工妊娠中絶や人間のクローニングなどが「どこまで

CHAPTER-2――スピリチュアルな痛み | 035

人間であるか」を不明瞭にさせている。ちなみに、これらは医療界にとって新たな倫理の問題を突きつけられるスピリチュアルな痛みになっている。

表 2-7 人間の事柄の差異

・健康の差・生まれつきの健康の状態。五体満足対五体不満足
・家柄、血統、出自の差
・貧困の差
・生まれつきの才能・タレントや性格の差
・肌の色や人種（人種差別・部落差別）
・大都会と地方の教育の機会や環境など、受けられる刺激の差
・発展途上国か先進国か
・産業・経済・文化の国家の多様
・時代の変化による徴兵制度の差（著者より 1 年前に生まれた人と何年後かに生まれた人は徴兵されたが、著者は兵隊にならず人生を歩み続けることができた）
・がんの発病、子供の不登校、経済的な困窮、生まれながらのハンディキャップ、自死した人・遺された人たちの痛み……

3-5　喪失すること

　人生は喪失の連続であっても、その質は同じものではない。以下のように分類してみた（**表 2-8**）が、同じものが別のカテゴリーにも当てはまることが少なくない。例えば、"がんになったこと"は、身体的な喪失だけではなく社会的、心理的および心と魂の喪失にも及ぶからである。

表 2-8 喪失の分類

自然的な喪失
・体力・健康を失い、衰弱すること
・高齢化による現象（できることが少なくなった上、実行するためにはより多くの時間とエネルギーを消耗することなど）

- 時間は捕えられないこと
- 機会（チャンス）を失うこと

身体的な喪失

- 視力や聴力などの減少
- 健康を損ない、身体が麻痺し、自由行動が取れなくなること

知的な喪失

- 記憶力が悪くなること
- 知識の減少
- 集中力・思考能力が減少すること
- 創造性が衰えること

社会的な喪失

- リストラや失職によって生活の安定が崩れること
- 環境の破壊
- 自然災害による社会基盤の損失
- 高齢化や障害によって独立を失い、ホームに入居すること
- 離婚や自殺、事故などによって自立を失うこと

心理的な喪失

- 心の落ち着きを失うこと
- 感受性が鈍くなること

心と魂（スピリチュアル）に関する喪失

- 愛する者との死別、離別、生別
- 偽り・約束を破ったことによって心の清らかさを失うこと
- 個の尊厳を奪われること（例：レイプ）
- 良心に背き、罪によって心の平安を失うこと
- "居られる、安心できる場であるわが家"を苦労して手に入れたが、人生の最期にそれを奪われ、病室やホームで人生を終わる悲劇

3-6 善と悪

　マスメディアに反映されている世界や社会の出来事は、人間の善意と悪意、自由意志による責任や良心（の責め）、悪用や罪、負い目や償い、弁償や補償、許しと和解など、善悪からくる事柄を物語っている。例えば、病気の女性を走ってくる電車から救おうとしながら自分の命を失った警察官は、人間にある善の反映である[*1]。日常生活の真心からの挨拶や付き合い、任務に対する忠実さや責任感、無料の奉仕なども善を証明してくれる。

　同時に、悪そのものも目立っている。近代技術を代表するインターネットは、善悪の存在を明らかにさせる。社会や世界を結ぶための便利な機能でありながら、人間を滅ぼす、いわば悪の手段にもなっている。ウィルスによるデータ（＝苦労）や機械の破壊、援助交際、集団自殺、武器の製造方法などの紹介、テロ・憎しみや戦争をあおる記事など[*2]。

　ねたみや憎しみ、利己主義や他者のニーズに対する無視、誘惑や強姦、強盗、殺人や復讐、偽りや誹謗などは個人的な悪であり、社会的な差別[*3]や社会的な弱肉強食である搾取や占領、テロによって国家間に築かれたコンクリートの壁[*4]や紛争は国際的な悪、内戦は国内の悪を明らかにするものである。

表 2-9　良心に関する事柄

・自分の内面にある良心の声を聴きわける。悪を行ったときには良心の責めを感じること
・偽りや嘘を言うこと
・自然の破壊（公害問題や贅沢）に参加していること
・弱肉強食の世界に生きていること
・他者を軽蔑し、無視すること
・「われ先に」を身につけて生活を続けること
・交通ルールに違反すること

[*1] 2007 年 2 月 6 日、東京板橋の東武東上線踏切での事故。
[*2] インターネットのウィルス数は 2008 年 4 月 11 日で 100 万種を超えた。またジハードや自爆方法の宣伝、テロや自殺への招き、ポルノなどは悪を表現する。
[*3] 日本のハンセン病療養所の 6 施設に胎児標本 114 体（インターネット 2005 年 1 月 27 日）。
[*4] イスラエルはパレスチナ、アメリカはメキシコ、インドはパキスタン、旧東ドイツは旧西ドイツとの間に造ったコンクリート壁の構築はその実例。

新聞や雑誌の掲載、テレビやラジオなどマスメディアから流されるニュースによって、善悪の事実を毎日のように身近に体験させられる。その中で善よりも悪に染められている事柄が何と多いのだろうか。テロ・ジハード・拉致・人質・紛争・自爆・暴動・デモ・ストライキ・詐欺・賄賂・破産・株の暴落・エイズの拡大、スポーツの世界の試合結果の操作などなど。

自分自身を含めて人間には善悪がある。良心は完成された機械のようなものではない[*1]が、良心の存在とその声は善悪の存在を意識させる（**表 2-9**）。

3-7　自己の完全無欠の状態や自己同一性の不統合

自分はいったい誰であろうか、自分は誰でありたいか、自分らしい自分とは、本来の自分とは。スピリチュアルな痛みのクライマックスは自己同一性（identity）や自己の無傷（integrity）に関係していると思われる。自分自身の心身の在り方が、**表 2-10** のように痛みの元になる。

表 2-10　自分自身の在り方はスピリチュアルな痛みの元

・私は納得できる自分ではない
・私は思い・ことば・怠り・行いによって罪人である……わが過ちなり
・私も、人生もナンセンス。可能性として自殺しかない
・自分は何のために苦労してきたのか
・私は自分を失っている
・本心でなく八方美人になっている
・自分自身の存在やその人生に意味を見つけられない、感じない
・（内面的な）幸せを感じない
・私は私でありたい

以上のような叫びはこの痛みの根底にあるであろう[*2]。

---

*1　良心は社会・生活様式や習慣によって形成されることが少なくない。
*2　日本人のスピリチュアル・ニーズが満たされていないことを、自死の多さが示しているのではないか。日本は韓国、ハンガリーに次ぎ、世界で 3 番目に自死の多い国である（『Japan Times』2007 年 2 月 11 日：4 頁）。

3-8 以上の7つの事柄を含む根源的な痛み

　重ねて述べるが、痛みの存在そのもの、納得できない人生、世界や社会への青写真を描けない事実、パズルである存在そのものは、スピリチュアルな痛みのもっとも深くて重大な原因である。

4. スピリチュアルな痛みは人類共通

　スピリチュアルな痛みは患者だけにあるのではなく、人間としての意識や理性、感性や思考をもって生きている誰もがもつ苦境や状況である。スピリチュアルな痛みは、患者の家族や友人、医療スタッフ、一般の人々の痛みでもある。

　スピリチュアルな痛みが近代的ホスピス運動によって、公に意識されるきっかけとなったのは事実である。だが、それは医療が発明、発見したものではない。人間である以上、スピリットやスピリチュアリティ、スピリチュアルパワーやスピリチュアルな痛みは不可欠な要素で、近代の自然科学としての医学や医療によって再発見され、再認識されたものに過ぎない。現実は、人間にとって身体だけでなく他の不可欠な要因があることや、自然科学としての医学や医療が「オールマイティ（万能）である」という白昼夢や妄想から、目覚めさせられただけのことである。

　近代医学に自然科学の限界を認識させ、彼らに敗北感を与えたのは、当然のことながら"死"であった。死に臨まなければならない人がいるという現実を認めることは、彼らにとって至難であり、敗北感を味わうことがないよう、死に臨んでいる人を病棟の一番はずれの病室に入れ、死に逝く人々とのコンタクトを最小限に減らした。近年、延命処置が可能になると、今度は無駄と思われるほどの処置を施したり、あるいは死ぬ少し前に他の病院に転院させることも珍しいことではない。「うちの病院は"死で終わる病院"ではない」というような現象は、今日の医療界の在り方を反映している。

　近代医学は、人間は修理できる機械のような物質的な存在であるだけではなく、身体を超える重要な要素をもっているということを、苦労して学ばざるを得なくなった。その重要な要因はスピリットである。

　19世紀、宗教はもちろんのこと、哲学の"皮を剥いで"、急速に発展する物

理学や化学の競争相手として自然科学的学問となった医学は、その発展の過程で、人間にとって必要不可欠な事柄に再び目覚めた。心身医学（psychosomatic medicine）はその一つの例であろう。心理（感情や情緒・精神）、理性、思考などによる善悪の影響は、身体にまで及ぶ。人間は衰えやがて死んでいくが、その最後の瞬間まで人は生き続け、しかも内面的成長ができる存在であることをE・キューブラー・ロスは強調した。さらに人間の痛みは身体的なものに限らず、社会的、心理的、およびスピリチュアルなものを含んだ、包括的な医療を強く主張する近代的ホスピス運動は、上述の一例である。

　スピリチュアルと言えば、哲学的、信仰・信条・宗教的、および倫理的・道徳的な事柄であり、こうした要素も人間の痛みの元になりうる。このようなスピリチュアルな事柄は自然科学では把握できない対象でありながら、自然科学はそれらの存在を否定できない。全人的、ホリスティックケアは医療従事者だけでなく、スピリチュアルの専門職も担当することを要求している。従って、医療チームは専門のスピリチュアルケア・ワーカーを含むさまざまな分野の人が協力する学際的なチームである。こうした事柄を医療界は認め、スピリチュアルケアを医療の中に入れるべきであろう。なぜなら、スピリチュアルケアは医療界の専門領域にのみ属する要素ではないからである。

　日常的に人間の限界や災いに直面せざるをえない医療従事者は、人間である以上、スピリチュアルな痛みをもっていると予想される。ホスピスの医療従事者なら、なおのことであろう。患者を人間同士として相手にしているなら、その死別によって痛みを感じ、その痛みを整理していかざるを得ないはずだ。そうでなければ、その人は人間を取り扱う無感情な機械となり、死は"流れ作業"になる恐れがあろう。グリーフワークを含むこうしたスピリチュアルな痛みに、医療従事者がどのように対応しているかをチェックすることは、重大な課題として残されている。

　スピリチュアルな痛みは身体だけではなく、自己そのものや周囲を意識する瞬間から生じてくるものである。患者だけでなく人間である以上、誰にでも起こることである。痛みとしてふさわしく取り扱うためには、専門職の人々が求められる場合が少なくない。スピリチュアルな痛みは医療関係者や医療施設の中だけのものではないこと、そしてそれは、医療界によって発見されたものでも医療の領域だけのものでもないことを、この項の結論としたい。

5. スピリチュアルな痛みの歴史

　スピリチュアルな痛みはいつからあるだろうか。「どうしたの」「なぜ」「災害を起こす自然が怖い」「(病気・ケガや死を含む) 自然に対して無防備」「死にたくない」「悔しい」「これをしなかったらよかったのに」という人間の叫びはいつからあるのだろうかと同様な問いかけである。その答えは**人間が存在して以来**ずっとである。同じくスピリチュアルケアも、人間が存在して以来ずっとある。親をはじめ、シャーマンや祭司、宗教家、その後医師も心・霊・魂のケアをし続けてきたのである。近代的医療はそのケアの代わりに自然科学を万能とし、人間を単なる身体的存在として把握した。自然科学はこうしたケアを見逃した。

　人間は家より、家族や家は病院より、心・霊・魂は技術よりも優先されることを意識し、もしくは再認識するようになった例として、「ヒューマンホスピタル human hospital」が挙げられる。それは病院の中心が人間であることの原点に立ち返った動きであることを示している。心・霊・魂のケアが、包括的緩和ケアに統合されている本物のホスピスもそうである。人間が中心であり、人間の中心は心・霊・魂であることを忘れてしまうことがスピリチュアルな痛みの原因になっていることを、念のために言い添える。

　上述のようにスピリチュアルな痛みはハイテク医療、先端医療が発見したのではなく、「万能であると妄想している科学的医療」の限界に気付き、意識または再認識した結果である。精神病的な事柄・夢・トラウマ・原因のない病気とのぶつかりによって。19世紀は物理学や化学とその発展を競った医学、さらに医学の中から生まれてきた精神分析や潜在意識などを含む近代的精神医学、および近代的心理学の誕生を目撃した。それにより、哲学や神学および宗教は後回しにされた。20世紀の第一次、二次の世界大戦は、理想的な人間社会は生まれなかったことを物語っている。その結果、人間の内面的な要素を再認識し、「心身医学」が誕生し、死ぬことや死は新たに医学の対象になった。それは主に二人の女性、すなわち、死ぬことと死のタブーを壊し、死ぬことは人間の内面的な最終的成長過程であることを提供してくれたE・キューブラー・ロスと、人間の尊厳にふさわしく逝くことを訴えた近代的ホスピス運動の創始者C・ソンダースによって広まった。この二人によって、人間は身体的だけではなく、心理的にも、社会的にも、そしてスピリチュアルな面でも苦しんでいる現実が明らかになった。スピリ

チュアルな事柄は自然科学の対象ではなくても現存している要素であるので、それらを無視するわけにはいかないのである。

スピリチュアルな痛みは医学の発見ではなく、医学の近代的発達過程で気づいた要素である。それでも、医学全体として意識しているわけではないことを念のために言い添える。日本の医療には、スピリチュアルな存在に対する意識化や把握が特に欠乏していると言っても過言ではない。

6. スピリチュアルな叫び

スピリチュアルな痛みは叫びを生ずる。スピリチュアルな痛みの表現の多くは"無言"である。主な理由は、周りには分かってもらえないからである。毎年自死した人たちがその事実を裏付ける[*1]。

以下、スピリチュアルな叫びを紹介するが（**表2-11**）、それらのすべてはことばの形で表されるわけではない。その叫びにはさまざまな表現があり、ことば、呻き、顔や身体の表情、ジェスチャー、合図、無言まである。スピリチュアルな痛みを体験しても、それを正確に表現することは難しく、あるいは上述のように「どうせ分かってもらえない」と隠されることもある。

表 2-11　スピリチュアルな痛みと叫び

・「迷惑をかけたくない」

・「自分は邪魔するもの」

・「役に立つ人間でありたい」

・「なぜ私はこんなに苦しまなければならないのか」

・「働けなければ自分に価値がない」

・「和解したい」

・「なぜ私の子どもは死んだのか」

・「何のために生きているのか分からない」

・「そのつもり（死ぬ）ではなかった。まだすることがある」

・「もう逝かせてほしい」

---

*1　1998 年より 10 年連続で、日本の自殺者は 3 万人を超えた。

叫びは人生の凝縮である。スピリチュアルな叫びはましてそうである。

表 2-12　叫びは人生の凝縮

- なぜこの私
- なぜこの私が病気であるか、悪いことをしなかったのに
- なぜ私はそんなに苦しまなければならないのか
- 私は喜んで司祭であったのに、なぜ早く死ななければならないのか
  （第二次世界大戦にとられ、終戦後何年間かロシアの捕虜となって釈放されてすぐ修道会に入り説教師になった、50 代の著者の同僚）
- なぜ生きているのか（自死した人の叫び）
- 何のために生きているのか分からない
- 和解したい・和解させてもらいたい

表 2-13　患者の願望と叫び

- 自分を（一番）大切にして欲しい
- リビングウィル（living will）や尊厳死を含めて自分を尊敬して欲しい
- "がん患者" や "だれだれちゃん" ではなく自分の名前と肩書きで呼んで欲しい
- 自分の意見を聞き、尊重してもらいたい
- 自分の状況を理解してほしい
- 自分はなぜ苦しまなければならないのか
- 自分はなぜ死ぬのか
- 自分はなぜ生きているのか／生きてきたのか
- 人生は予想したとおりになっていない／ならなかった！
- 定年になってからゆっくりと人生を楽しもうと思ったのにがんになった

スピリチュアルな痛みの原因は、スピリチュアルな価値（観）を失い、損なわれていることから生じる（**表 2-14**）。

表 2-14　スピリチュアルな価値を喪失したときの痛み

- 生きる権利や人間としての権利が損なわれているとき
- 生きる意義や目標を失ったとき
- 自己尊厳や自己価値を失ったとき
- 自由を失ったとき

- 自己の人生観や社会観、信念・道徳や倫理、理念や哲学、信条や信仰が揺れたとき
- 五感で確認できる現実を超え、その存在意義や価値を把握できないこと
- 自分の行動から生じてくる責任の重みや困難
- 良心の責め（悪に染まったこと）

　スピリチュアルな痛みとその叫びはさまざまであり、研ぎ澄まされた傾聴（心の耳）を必要とする。以下の例を挙げる。

1.　スピリチュアルな価値（観）

スピリチュアルな痛み	スピリチュアルな叫び
人間は人間同士の苦痛や苦労に対して無関心であり、それに気づかないこと	どうして人間は人間同士の苦痛や苦労に対して無関心であるのか。どうしてそれに気づかないのか
他者が自分の苦しみを理解できないし、同情しないし、共に歩んでくれないこと	どうして自分の苦しみを理解できないのか。同情しないのか。共に歩んでくれないのか
実際の"共感"が不可能であること（同じ病気や手術を体験したのに）	どうして実際の共感が不可能なのか（同じ病気や手術を体験したのに）
スピリチュアルなものへの渇き、望みがなくなること	スピリチュアルなものへの渇き、望みがなくなった！
スピリチュアルな価値観を失うこと	スピリチュアルな価値観を失ってしまった

2.　生きる権利や人間の権利

スピリチュアルな痛み	スピリチュアルな叫び
自分を平等に取り扱ってもらっていない	自分を平等に取り扱って！
生きる目的がない	自分はなぜ生きているのか。何のために生きてきたのか分からない
役割がない	自分はなぜ生きているのか／生きてきたのか分からない
居場所がない	自分は果たして何ものだろうか

生きる基礎を失った	もう生きていられない！
希望を失ったこと	自分はだめだ！

3．自己尊厳や自己価値

スピリチュアルな痛み	スピリチュアルな叫び
自分の尊厳が傷つけられたときの痛み	私を尊敬して欲しい！
自分自身は何だろう。自分らしさとはいったい何だろう	私を助けて！
自尊心を損なわれること	私の意見を聞き、尊重してもらいたい
不安・不安定・不完全であること	私が傷ついている状況を理解して欲しい
唯一の存在と認めてくれないこと	私を（一番）大切にして欲しい！
生きることを認められていないこと	living will や尊厳死を含め尊敬して欲しい
外観だけで判断され、固有な人間として扱われていないこと	"がん患者" や "だれだれちゃん" ではなく自分の名前と肩書きで呼んで欲しい
無理解・無関心にさらされること	自分の状況を理解して欲しい

4．自由を失ったとき

スピリチュアルな痛み	スピリチュアルな叫び
自由への道程	自由が欲しい！
制限されている自分自身そのもの	何もできなくなった！

5．自己の人生観や社会観、信念、道徳や倫理、理念や哲学、信条や信仰が揺れたとき

スピリチュアルな痛み	スピリチュアルな叫び
死が恐ろしいこと	何のために生きてきたのか！ なぜ死ななければならないのか 自分はどうなるのだろうか
迷信を信じていること	何のためにまじめな生活を送ってきたのか

スピリチュアルな痛み	スピリチュアルな叫び
ライフワークが見えなくなったこと	人生は予想どおりではない／ならなかった
信念を失ったとき	人生が思ったとおりになっていない！
倫理観や道徳観、世界観や歴史観を含む人生観（個人的哲学）が揺れていること（この人生観は家庭をはじめ、周囲、学校教育、社会や世界によって形成され、さらに変化しつつあるものである）	運・超自然者・神は思ったようではない
間違った考えや思考、教訓やことわざ（例、絶対的な安心・安定・安全）	こんなはずではなかった！
1945年の終戦までのプロパガンダスローガン（例：「天皇のために死ぬのは光栄である」「米軍の捕虜になれば虐待やレイプをされる」）や偽りの放送（例：負けても勝っているような情報を流し続けた）ナチスドイツもそうであった	盲目的に信じることの恐ろしさ
心配ごとを増やすこと（例：健康は第一）	どうしても受け入れ難い
その苦しみが、一つの恵みとして、捉えることができないとき	苦しみが恵みであるなんて！
人間の救いは神から来るという関係につながるまで（信仰者）	人間と神とのつながりを知りたい！
神に対する叫び（信仰者）	助けて！　だがあなたのみこころのままに
生命そのもの	生きたい！
人生そのもの	人生にどんな意味があるのか
生まれつきそのもの	なぜそうなのか
自分自身そのもの	私はいったい何なのか
自然や超自然（神）に対する不平	なぜこんな目に遭わなければならないのか
受けた／授けられた教育	教えてくれていたらよかったのに

CHAPTER-2——スピリチュアルな痛み

6．五感で確認できる現実を超え、その存在意義や価値を把握できないこと

スピリチュアルな痛み	スピリチュアルな叫び
身体的な痛みが強いのはなぜ	私はなぜ苦しまなければならないのか
人生・生活はスケジュール通りにならない	なぜ私は病気なのか！
現実は理想とだいぶ異なっている	楽にさせてください！　もういい！
これが人生のすべてではないだろう	仕方がないのか
なぜ人間や動物は苦しむのか	運命なのか
苦痛や困難をどうして根絶できないのか	逝かせて欲しい（もう生きることに耐えられない）尊厳死を！
痛み・病気・苦痛はさまざまあるがその存在理由や意味はなんだろうか	自分はなぜ苦しまなければならないのか
病気や死そのもの	どうして病気になったり、死んだりするのだろう
不幸・災害そのもの	なぜ不幸や災害が起きるのか
自分の希望や願望どおりにならないときに体験する思いやフラストレーション	希望や願いが叶えられないのはどうして！
貧困	貧富の差、不平等
不慮の事故	なぜ、どうしてこんなことになったのか
難病	なすすべがない
幼い子の死	生まれてきたのになぜ？
戦争	争い、殺し合うのはどうして！
善意の人々に降りかかる災厄	報われないのか
精神の病	心が傷ついてしまった
愉快犯	理解を超えた人間のありさま
反省のない犯罪者	・人間に良心がないのか ・法律では解決できないのか
自然や社会・世界の弱肉強食	・人間は共に生きることはできないのか ・なぜ動物は生き物をえさにするのか
超越者・運に対する怒り	神も仏もいない
真実がない、偽りの世の中	2007年の特色は「偽」！
自他に対する不平	なぜ人々は美点でなく欠点に注目するのか

スピリチュアルな痛み	スピリチュアルな叫び
災害・洪水	自然が怖い
間違った事柄	なぜ正確にできないのか
結婚相手	（相手がいなくて）結婚したい
失職	仕事をしたい
治療	健康を戻してほしい
健康保持	なんで無理するのか（過労死）

7. 自分の行動から生じてくる責任の重みや困難

スピリチュアルな痛み	スピリチュアルな叫び
自分が社会や世界の平和のためにはたして何を貢献したか	まだしたいことがある
信じてきた「道」が間違っていたと分かったとき	悪いことをしなかったのに
相手を傷つけたときの自分の中の痛み	バチが当たるだろうか
成長のための痛み	いつまでも子どもです
約束が守られない（受け身的） 約束を守れない（能動的＝可能である）	約束を守れない自分が嫌い

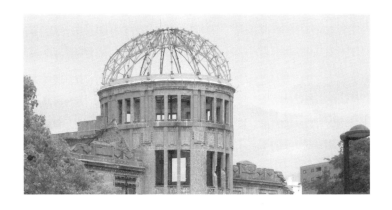

8. 良心の責め

スピリチュアルな痛み	スピリチュアルな叫び
罪悪感をもっている	罪からの解放！
心の痛みがある	よく分からない
（配偶者や子供、友人や同僚との）和解を求めている	仲直りしたい
悪意をもっている	自分は悪い人だ（下心があるから）
自責の念	相手に対して申し訳ない
罪やその罰への恐れ	バチが怖い！
不和	心の平安！
道徳的な過ち	許されない！
嘘を言う	なぜまた嘘をついたのか
偽り	正直でありたい
友情を裏切る	相手から信頼されたいのに
殺し合いを許す	なかなか許せない、復讐したくなっている

7. 日本人にはスピリチュアル・ニーズや痛みがない？

　2001 年の秋、ドイツ・ミュンヘン大学医学部のヒュレマン（Hüllemann）教授が講演で、「医学は生物学の領域であり、心理学と社会学の援助を受け、そしてマインド（心）や超越するパワーの存在とその影響を認めざるを得ないものである。これらは医学の領域ではないが、健康増進にはなくてはならないものである」と強調した。ヒュレマン教授は、超越するパワーの領域はスピリチュアルケアの領域ではないかと指摘した[1]（ヒュレマン教授の記事参照）。

　上記の講演会終了後のディスカッションで、ある医師が「日本人にはスピリチュアル・ニーズがない」と発言したことが印象に残った。これを聞いて著者の中には、「患者がスピリチュアル・ニーズを表現し、それを叫ぶ環境が今の日本の医療施設には与えられていないから、彼らはスピリチュアル・ニーズを叫ばないの

---

[1]　ウァルデマール・キッペス編『心と魂の叫びに応えて 2』サンパウロ（2002）69-72 頁。

ではないのだろうか」という反論が思い浮かんだ。

　医療界は社会から隔絶されている部分ではなく、社会の仕組みの一つの構成要素であり、むしろ現代日本社会そのものがスピリチュアルな社会ではないと言わなければならない。家庭をはじめ、学校（義務教育）・会社・企業・政治家などの関心事は頭（知性）で物事を判断し、解決し、出世（競争心）や成功（株・金銭）を得ることにあり、不思議さや、苦しさ（困難・病気・死など）に満ちている存在、人生の意義にあるのではない。一般社会はスピリットやスピリチュアルな事柄を重んじていない、と言っても言い過ぎではない。

　以前、数回日本人の医師に「日本人にはスピリチュアルな痛みがない！」と言われた。それは人間のスピリチュアルな側面への理解の乏しさを反映しているのではないだろうか。以上のスピリチュアルな健康や健全さ、喜び、力と支え、ニーズとして取り扱われている事柄は、スピリチュアルな痛みの元になりうる。人生における挫折の際、こうした事柄こそ痛みになり、そして周囲にそれらを分かってもらえないことはさらにスピリチュアルな痛みをエスカレートさせてしまう。「ほとんどの人が黙って死んでいく」という医師の体験がこの事実を反映していないだろうか。患者からスピリチュアル・ニーズの叫びがなかったとしたら、関わっている方々はそのためのスピリチュアルな環境を提供していなかったということが、その原因ではないだろうか。

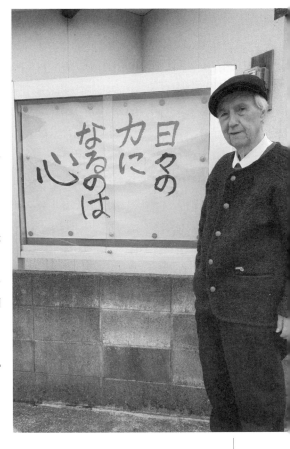

CHAPTER-2——スピリチュアルな痛み　051

CHAPTER-3
スピリチュアルケア

WHOの『がんの痛みからの解放とパリアティブ・ケア——がん患者の生命へのよき支援のために』には、スピリチュアル＝ spiritual という単語が 24 回ほど登場しているが[*1]、それでスピリットやスピリチュアルを把握しているとは限らない。身体的、心理的ケアとスピリチュアルケアとは異なるものである。身体的、心理的ケアの重要さや大切さを重んじるのは当然であるが、スピリチュアルケアはスピリット（霊）に対するケアであり、欠かしてはいけないものである。「スピリット」を把握することがその前提条件である。

スピリチュアルケアに関しては別途『スピリチュアルケア[*2]』で詳しく述べている。ここでは主な課題だけを簡潔に述べる。

1. スピリチュアルケアの定義

身体面、心理面、社会面、スピリチュアルな面を含む包括的な医療＝全人的ケアにおいては、スピリチュアルケアの領域を明確にすることが必要不可欠である。そのためにスピリチュアルケアを以下のように定義する。

表 3-1　スピリチュアルケアの定義

> 　スピリットに対するケアとは、他者（患者）が責任をもって自分自身の核を、そして核から自分らしく生きられる環境を提供し、本（物）者の自分自身になれるように援助することである。その援助とは教えることではなく、他者（患者）自身の力を引き出すことである。それは手伝うことより手伝わせてもらうことである。そのため傾聴が中心的な要素となる。

2. スピリチュアルケアの種類

人生そのもの、苦痛の神秘や謎および意義などは、入院したときだけ意識にのぼってくるとは限らず、生きている限り直面する課題である。従って、患者に対するスピリチュアルケアの他にもさまざまな種類がある。以下の表にいくつかの

＊1　世界保健機関編『がんの痛みからの解放とパリアティブ・ケア』金原出版。
＊2　ウァルデマール・キッペス『スピリチュアルケア』94 頁参照。

種類を取り上げる。

表 3-2　スピリチュアルケアの種類

・電話でのスピリチュアルケア（例：“いのちの電話”や“希望の電話”の中での
　スピリチュアルケア）

・インターネット上のスピリチュアルケア（例：ショートメッセージサービス
　-SMS)

・緊急のスピリチュアルケア（例：交通事故・地震や津波のような自然の災害[*1]）

・消防隊でのスピリチュアルケア[*2]

・空港でのスピリチュアルケア

・警察でのスピリチュアルケア

・軍人へのスピリチュアルケア

・刑務所でのスピリチュアルケア

・死別した人へのスピリチュアルケア

・妊産婦へのスピリチュアルケア

・学校でのスピリチュアルケア

[*1]　ドイツ政府は 2004 年 12 月 26 日のスマトラ島沖大地震と津波の影響を受けた国々から帰国し
　　た休暇旅行者とその身内の人々のために、空港内に緊急の臨床パストラルケア部を設置し、増
　　員もした。危機対策チームおよびチャプレン（臨床パストラルケア・ワーカー）が関係者を援
　　助している（備考：ドイツの空港では臨床パストラルケア部が設置されているのが普通である）。

[*2]　2001 年 9 月 11 日ニューヨーク世界貿易ビルのテロによる消火作業の際、消防隊に属した 1 人
　　のチャプレンが犠牲になった。

3. スピリチュアルケアの中心課題

　スピリチュアルケアの中心課題は、スピリチュアルな痛みおよび叫びである。
スピリチュアルな痛みとは、「変えられないこと」「現在、解けない謎」「現在、
解決のできない問題」「人間は平等でないこと」「喪失すること」「善意と悪意、
自由意志による責任、悪用と罪、負い目と償い、弁償と補償、許しと和解」「自
己の統一 integrity や同一 identity が不完全であること」および「以上の事柄を
含む自分自身の存在と存在自体の意味や目的、およびそれらから生じてくる実存
的な苦痛・苦難や苦悩」である（4 章参照）。

　人生は複雑かつ不公平であり、困難や病気、災難や災害、人類の歴史である戦争・

殺し合いの連続には納得できる説明がない。だが、こうした現実と向き合うのが
人生であり、スピリチュアルケアはそれらの現実と向き合っていく行為である。

3-1 スピリチュアルケアの中心課題は心理ではない

心理は生きる上で重大なウエイトをもち、スピリチュアルな事柄と緊密に結ば
れているが、スピリチュアルケアの直接の中心課題ではない。スピリチュアルな
事柄を心理的な事柄と区別するには繊細な感覚と経験が必要である。そのために、
スピリットの定義を正確に理解していることが前提条件である。

著者が 2005 年、心臓弁膜症の手術後にリハビリ施設へ入院したとき、さまざ
まな書類を手渡ししてもらった。その中には「心理テスト」や「（心理的）カウン
セリングの希望」の願書も入っていたが、スピリチュアルなテストやカウンセリ
ング（宗教家による援助）の案内が入っていなかった。「心理テスト」の項目は**表
3-3** のとおりであった。

表 3-3　現在の健康状態　心理テスト

項　　目	1 いいえ	2 ほとんどない	3 少　し	4 非常に
1. じっとしていられない				
2. そわそわしている				
3. 緊張している（緊張感がある）				
4. 理由なく突然泣くことがある				
5. 気持ちが沈んでいる				
6. くよくよとあれこれ悩む				
7. 無力感を感じる				
8. 自信がない				
9. 不安感がある				
10. 劣等感がある				
11. よく眠れない（睡眠上の障害）				
12. 嫌な夢をみる				
13. 一つのことに集中できない				
14. 物忘れが多い				

15. 便秘がち				
16. 食欲がない				
17. 性欲が衰えている				
18. 視力が弱っている				
19. よく話せない、ことばが 　　出てこない、言語障害がある				
20. 書くときに手が震える				
21. 燃え尽きた感じがする				
22. 人に会いたくない感じがする				

　この心理テストは提出する義務はなかったが、心理療法のグループセッションは義務であり、著者にとって不満の原因になった。というのは心理療法のグループセッションは、（当然）心理の領域にしか関わらなかったためである。だが、著者をはじめ、患者同士にはもっと根本的な悩みと痛みがあった。そのためむしろスピリチュアルなグループセッションが心理療法よりも必要であったからである。

　このとき出会った人々は、心理的な問題より「なぜ」「どうして」の叫びでもっと深いレベルで苦しんでいた人たちであった。彼らの心と魂の叫びに対するスピリチュアルな手助けが必要ではなかっただろうか。彼らと対面した著者も、「運の不公平」「解決のない謎」「無力」で苦しんでいた。こうした悩み・心の傷を緩和し癒すためにこそ、スピリチュアルなグループワークが必要だった。ケア・ワーカーがいなかったので著者は、それらの叫び・悩みを出せる礼拝[*1]を自発的に工夫し、対応した。礼拝の際、分かち合い・叫び合いのときを設け、礼拝後、患者だけではなく、参加した付添いの人のなかからも相談を頼まれたことがあったことを言い添える。このように、臨床現場では心理的なグループセッションと同様に、スピリチュアルなグループセッションがもっと大切と思う。

　次にもう一つの実例を挙げる。著者が「スピリチュアルケア」のあるボランティアグループに、一つのプロジェクトに協力してもらうように願ったとき、次のような返事を受けた。「パストラルケアのため自分を提供する気持ちがある」や「自

[*1]　形式的な礼拝ではなく、叫ぶことや悩むこと、「なぜ」「どうして」つまり運か謎、神や仏の分からない、理解し難い計画について自由に分かち合い、話し合い、祈り合いができることはスピリチュアルな援助である。

CHAPTER-3——スピリチュアルケア　057

分自身の実りになる」のような4つの賛成と、10の反対意見、すなわち、不安・怖い・圧迫感・完全主義なのかもしれないが他者から批判されたくない・継続的な本当の満足感がなくなる・伝えたいと思うことをうまく伝えられない不安感がある、などである。利点のスピリチュアルな事柄に対して、反対意見のほとんどは心理的な事柄であったことが、スピリチュアルと心理的な事柄が日常生活で混同されていることを思い出させてくれた。「スピリチュアル」についての話し合いのベースは使命感であり、気持ちではないことを裏付けてくれた。

4. スピリチュアルケアの実施

4-1　教育の必要性

スピリチュアルケアは専門職によって行われるべきケアである。そのためには的確な教育と訓練および継続的な"スーパーヴィジョン supervision"[1]およびピアースーパーヴィジョン[2]が必要である。スピリチュアルケアは資格を要求する専門職であり、それを軽んずるのは繰り返すが職業倫理に反する行為である[3]。以下のあるホスピスの入院患者からのクレームは、その事実を裏付けてくれる。

> H：（看護部長として看護師たちの悩みを受けて）「Gさん、何か不快なことがありましたか。看護師たちが気にしておりました」
>
> G：「そうよ。私ね、静かに、自由に、自分の生活をしたいと思って来ているのに、毎朝来るごとに、同じことを言うでしょう。そんなことは聞きたくないのよ。いかがですか、眠れましたか、排便がありましたか、そんなことどうでもいいの。必要なときには自分から知らせますから、（必要な時以外は）来ないで下さいと言いましたよ。私は力が欲しいだけ、力が出ることばが欲しいの。いつも同じことを言って、繰り返して、不愉快になるわ」
>
> H：「うーん、そうでしょうね。分かりました。そのことを伝えますね。私

＊1　受講者の訪問記録を検討し、指導すること。指導者はスーパーヴァイザー supervisor という。

＊2　peer supervision は同僚のスーパーヴィジョンを意味する。

＊3　ウァルデマール・キッペス『スピリチュアルケア』サンパウロ、164-165頁。

はGさんから学びたいですから、ときどき来るかもしれません、お願いします*1」

　Hは「分かりました」と応答したが、Hは果たしてGの叫び・気持ちを分かっただろうか。「分かりました」の代わりに「あなた（G）の力になるためには、プライバシーを守ること、心から来る挨拶、例えば『今日のご計画は』『G、私（H）に力をください』『人生の先輩であるので、私に生きるコツを一つでも教えてちょうだい』と言うことでしょうか」と返したならGの気持ちを掴んだかもしれない。

4-2　スピリチュアルケアの要点（基本）

　スピリチュアルケアすなわち、他者が自分自身の核を生きることおよび他者が自分自身の核から生きることができる場を備えることを口で言うのは簡単だが、その実践には極めて多くの課題がある。というのは、自分の価値観と異なっている人と関わったとき、自分の目つきやボディー・ランゲージで相手の自由をすでに幾分か操作しているからである。また、誰かと出会った瞬間、その人（患者）をたちまち何らかの形で操作し、束縛してしまいがちだからである。

　スピリチュアルケアの基本は自他への尊敬心である。ある医師が、医師と患者との関係を「独立自尊」と定義した*2。この定義はHにも当てはまる。スピリチュアルケアはHの自分自身への尊敬度合にも左右される。重い病の患者はケアする側の目つきやボディー・ランゲージに極めて敏感で、自分自身の思考や自分自身そのものが尊敬されているかどうかをすぐ見分けるからである。患者がHを、

---

*1　あるホスピス病棟での考察。Hの反省：
　①Gさんは自律できる人であり、これから楽しい時を過ごしたい、いのちの喜びを味わいたいとの思いの中で、生きられない（死が近い）現実の中で葛藤している心の動きが会話の中から読み取れる。「決まり文句は聞きたくない、力の出ることばが欲しい」のことばから明らかである。そのような人々のことばとは……考えさせられるが、関わる人の心のことば、霊的なことば、すなわち、生きたことばが必要なのではないだろうか。生きたことばとは、その人、その人のことばである。著者はGさんの部屋に入るとき、見て、感じたことを話すことにした。それはよかった。例えば「えっ！ベッドの上で動き廻っておられたのですね。頭が見えないのでびっくりした」とか、「今日は快晴ですね、もったいないですね」などである。
　②「力の出ることばが欲しい」、これはキーワードだが、療養過程の中で、それは変化するものである。
*2　慶應義塾大学看護医療学部 加藤眞三教授、臨床パストラルケア教育研修センター全国大会 2005年 11 月の講演。

「アイデンティティーを形成する過程に協力する価値がある者」として認めてくれることを期待し、そのために H は努力するものである。

　スピリチュアルケアにおいて、意味のあることは、成功や計画通りにうまくいった事柄とは限らない。失敗したことや困難にも意味がありうるからである。

4-3　スピリチュアルケアの技術

G に教えることではなく、G の内面的な整理を援助すること

　スピリチュアルケアは教える行為ではなく、困難に出会っている G が自身の生き方や思考をまとめ、整理できるようにする手助けである。G は人生を送ってきた体験者であり、生きることに素人ではない。スピリチュアルケアは心と魂の痛みをカムフラージュ（適切でない緩和ケア）するのではなく、気休めでもない。「大丈夫です」「じきによくなる」といった気休めは適切ではなく、ケアにならず、もしかすると有害になる。決まり文句を G は聞いていない。ケアを分かっていない一つの証拠でもある。

（1）G の理解

　G と関わる際、G の本心を理解するには 3 つの点に気をつければよい。すなわち、①関わりのテーマ（例：G のジェスチャーや話の内容）、②関わりのねらい（例：G は自分自身がタフであることを伝えたい）および、③関わり方（例：丁寧なあるいは乱暴な言葉遣い）を発見する努力。

（2）傾聴

　スピリチュアルケアに傾聴は不可欠な要素である。傾聴は消極的な行為ではない。傾聴には身体的、知性的なエネルギーが必要となる。「積極的傾聴 active listening[1]」は単なる "積極的受身 active passivity" ではなく、問いかけることの要求も含む。病んでいる相手（G）はある事柄をそのときは意識していないこともある。あるいは今まで考え及ばないことに遭遇することも予想できる。そのときスピリチュアルケア・ワーカー（H）は G の取りあげた内容の確認をする必要

＊1　C・R・ロジャース（W・キッペス『ともに生きる』初版 2 刷、サンパウロ、2007 年、37 頁参照）。

もある。あるいはHはGに新しい適切な項目を提供する必要もある[*1]。こうした問いかけはGと関わっているすべての医療スタッフメンバーの任務や仕事ではないことに留意をする。

Gにはさまざまな側面（知性・心理やスピリチュアルな関わり方・話題）がある。医師に対する姿は、看護師や掃除スタッフに対する姿とも異なっている[*2]。Gはすべての人に対して同じトピックスについて話さないし、すべての人を相手にしない。従って、スピリチュアルケア・ワーカーは鋭い耳（傾聴）を有すべきである。

（3）傾聴のポイントと注意点

傾聴は自分自身を傾聴することから始まる。そのために自己防衛機制について、よく理解しておかなければならない。自己防衛機制は自分を傷つける事柄から守る機能であり、無意識に行われるからである。

自分自身を注意深く傾聴し、正確に意識していなければ、自分自身そのものが統一されていない（不統一な）人間であり、他者に有害な影響を与える。Gのスピリチュアルな健全さ（安心感）を傷つけ、減少させることになりうる。著者は宗教をもっているので、物事を宗教的背景から観察し、考えるとき、話を聴くときや他者と対話するときにも、宗教の概念が入ってしまう傾向がかなり強い[*3]。それによって相手を操作（指導）する危険が増す。

傾聴は"同意"ではないことに注意しておきたい[*4]。例えば、患者自身が輸血を拒絶し、今輸血しなくても生きたいと思っているならば、そのことを認めるための寛大で悠然とした心、相手の願いと希望にかなうように配慮できる心の持主でなければケアは難しい。

（4）同意

Gの意見・思考や信条にできるだけ先入観なく、客観的に耳を傾けることは

---

*1 母親が重病になり、息子は非常に困ってしまった。そのとき著者が「お母さんのために祈っていいか」と息子に尋ね、納得してもらった。（宗教経験のない）息子にとって初めての新鮮な体験であったという。息子は祈ることを知らないので「祈ってください」と頼まないのは当然である。

*2 訪室の最中、医師や看護師、訪問者や掃除する人たちに対するGの態度が変化していくことは毎回体験できる。特にGの（携帯）電話のときの声の変化は見事である。

*3 この宗教的思考の一つは"因果論"、すなわち、ある結果が生じるには何らかの原因があるという論議で「こうすれば、こうなる」という現実の捉え方である。

*4 ウァルデマール・キッペス『スピリチュアルケア』サンパウロ、126-127頁。

CHAPTER-3——スピリチュアルケア 061

スピリチュアルケアの基礎であると言っても、それはGに同意することではないことを把握し、訓練する必要がある。例えば、

　　G：「この薬がよく効く」

　Hが同じ薬物を使い、効果がなかった場合は、

　　　「はい、Gさんによく効く薬ですね」と応じれば同意ではない。

　もしHが同じ薬を使いあまり効果がなかった場合は次の応答が適切であろう。

　　　「Gさんにこの薬がよく効くのはありがたいですね。私には（残念ながら）
　　　同じ効果はありません」

（5）Hの用語や固有名詞の使い方

　Hはできるだけ"自分自身のことば"で話せるように意識する方がよい。H自身の信念や信条、哲学や人間学などを明確にすることは前提条件である。そうであっても言葉の使い方には気を配って欲しい。というのはある特定の用語を使うとき、Gがその特定の用語になじみがなく、聞いたこともなかったならば、違和感を生じる恐れがあるからである。そのためにHは、まずその内容をGに説明し、違和感を減らすようにことばを工夫しなければならない。もしGがその特定の用語を聞いたことがあった場合でも、G自身は既にもっている概念や解釈があることが予想できる。そのためにHはその特定の用語をどのように捉えているかを自分自身のことばで話せばよい。「社会」ということばを例にとって説明すれば、さまざまな捉え方がある。HとGの場合もそうであろう。「社会」という語の代わりに「人が共に生きる習慣や制度」という表現でHがGに話せば、Gは耳を傾けてくれる率が高いかもしれない。また別の例で言えば、「神」の代わりにHが「命」「生きる源」「生きる基礎」「存在」「生命」のような表現を用いてみれば、Gは違和感なく受け入れる可能性がある。

（6）Gへのチャレンジ

　Hは好奇心ではなく、生きる／生かせるためにGに考えさせる質問というチャレンジをすることも時として必要である。「願望」「将来」「生きるコツ」「生きる力」「生きる目標」のような事柄である。それらはHの研究課題ではなく、Gが今実際に生きている課題として提供する必要があることに留意しなければならない。そのためにHは意識して、いわば実存的に生きている人格であることが

重要な条件となる。Hのこうした問いかけによって、Gにとっては今まで考えたことのない人生の根本的な事柄に触れるチャンスになりうる。

こうした問いかけはH自身の生き方に左右される。Hはすべてのトピックについて専門家でないが、生きるトピックの専門家であることが望ましい。同様に医療スタッフは必ずしも生きる専門家でないことも念のために言い添える。実際に生きていなければ、生きることの経験に基づいた発言ができない。日常会話で人々は多様なトピックについて平気で話している。しかし実際にHが生きたことから話さなくては、Gに対して不適切であり、もしかすると有害になる。

（7）GへのチャレンジはGの成長するきっかけになりうる

傾聴は単純に反復するのみではない。Gを理解するには明確に反復するのが大切であり、それによってGは自分の発言や考えを再確認できる。だが、それはスピリチュアルケアのすべてではない。Gに「今日、何かのご計画がありますか」「生きるコツを一つでも教えてください」「私に言いたいことがありませんでしょうか」のように刺激を与える。

90歳をこえる元エリート大学の教授を著者が初めて訪問したとき、次のようなやりとりがあった。Gはカトリックであり、司祭のファンであることを訪室前に教えてもらった。車椅子に座っているGに挨拶をした後、Gは無口であった。ほとんど言葉がなかったが共に居させてもらった。著者はGに「先生、カトリックの司祭のファンであることを伺いましたが、私はカトリック司祭ですので、司祭について（日頃、感じていたことなどを）一言、教えてくださいませんか」と話しかけた。Gは長く長く無言であったが、やっと口を開けて「司祭は（独りよがりで相手の）話を聞かない」と一言つぶやいた。Gの50年以上の尊い経験を踏まえてのこの発言は、Gにとってカタルシス（心の整理）になり、著者にとって傾聴の大切さと難しさについての力強い教訓となった。

（8）共感の理解──共有と共存

「共感（sympathyの訳語）」はよく使われている。「sympathy」の語源はギリシャの「sun 共＋ pathein 苦しむ」。「共に苦しむ」と言うのはたやすいが、同じ病気であっても、同じ環境や同じ危険な状態にいても、同じ感覚をもっていないとい

CHAPTER-3──スピリチュアルケア 063

うことを強調しておきたい[*1]。まして（身体的）健康者は病者と同じ状態に入ることはできない[*2]。身体的や心理的な「共感」ではなく、Gと時を「共有」することや「共存」するという表現がより的確だと思われる。

（9）カタルシス catharsis へのチャンス・環境の提供

あるとき、一人の僧侶が重い病になり、痛みで叫んだ。そのとき彼を尊敬し従ってきた弟子は戸惑った。「うちの先生はこんなに弱いのか。先生の伝えてきた教えの力は？」と。僧侶が答えた。「痛いときは痛い」。Gは叫ぶ必要や権利がある。時に応じてGに痛みを叫び出すことを勧める必要もあり、安心して叫ぶことのできる環境を提供する必要もある。Gに「叫べ！」や「痛いことは痛い」「自分自身に正直であれ」と勇気づけることは内面的な心の整理にもつながるのである。叫ぶ場、自由に発言できる場を提供するのはHの緊密な傾聴による行為であり、単なる気持ちに従っていく行動ではない。こうした環境の提供は、Gのセルフカタルシス self catharsis の元にもなりうるのである。

G自身が恥しいとかおかしいと思っている夢を安心して分かち合う場、すなわちHが関心をもって耳を傾ける行為は、Gのカタルシスになる[*3]。夢を発言できることと同様に、高齢者が繰り返す話を聴いてあげることについても言える。この繰り返しの話にはGにとって人生の核が含まれている。Gは自分の核をこうした形でしか表現できないかもしれないが、何度も繰り返すことによってその核を保つ。Hは高齢者への尊敬をもち、真剣に耳を傾け続けながら、その中から読書や研究によっては得られない生活の知恵・コツ、あるいは閃きを得るかもしれない。

Gの繰り返す話に意識的に耳を傾けることは、Gの記憶力を活かせるチャンスにもなると念のために言い添える。そのときの傾聴は"同意"ではない。

[*1] 健常者は病者と違っている感覚——Gは昏睡状態の際なおのこと——同様な病気を患っても同じ感覚を持っていない。高齢者が同じストーリーを繰り返したりすると、関わっている人が共感するどころか、退屈してしまうのは例外ではないだろう。著者は心臓弁膜手術を受けたとき、その事実を肌で感じ取った。

[*2] 母親は子供が受験しているとき、校門外で心配して待っても共感がない。母親が子供を気の毒と思っても、子供は試験問題で苦しんでいる。同様に出産のとき、立ち会っている主人は奥さんと同じ痛みを持っていない。相手の痛みや苦しみを想像しても、同じ痛みではない。

[*3] 著者が初めて訪問したGからいろいろな夢を聞かせてもらったことがある。そのときGの「家の者たちにこうしたことを言わない。笑われるから」という発言が強いインパクトとなり、その後の他者との関わりに、健全な手助けになった。

（10）「させてもらうこと」と「期待して待つこと」

　著者は意識的に「させてもらう」という表現を使っている。もし著者が来日せず、故国ドイツで暮らしてきたなら、この「させてもらうこと」の感覚はまったく身に付かなかったであろう。ところが日本の文化のおかげで「させてもらうこと」が著者の人生を豊富にし、内面的な生活を豊かにしてくれた／くれている。「させてもらうこと」は著者にとって人生の大切な鍵、コツなのである。というのも著者は、39歳の頃、成長の危機——いわばミッドライフクライシス（中年の危機）——に入っていた。というのは、仕事や務めを一所懸命果たしても、いくらやっても内面的な満足感、いわば平安を得られなかったからである。そのとき聖書の言葉*1 をとおして「させてもらうこと」を悟らせてもらった。

　「させてもらうこと」は操作ではなく期待して待つことである。例えば、瞑想あるいは禅において悟りを目指すことには、期待することも含まれている可能性がある。ところが悟りは瞑想や禅の目的でも中心課題でもなく、「おまけ」のようなものなのである。そこで瞑想や禅の実践に当たって、いつ悟りがあるのだろうかと考えながら座るならば、かえって内面的な混乱を引き起こしてしまう恐れがある。こうした心構えは有害である。というのも悟りは自分ではつくれないし、テクニック・技術や操作によってできあがってくるような状態や要素ではなく、与えてもらうものだからである。

　悟りや突然の閃きと同様に、自分の天命や使命感そのものも自分ではつくれない。困難・病気や死の意味はなおのことである。それらの事柄は、受けさせてもらう他はないからである。

　スピリチュアルケアこそ、させてもらう一つの尊い時である。

（11）健全な希望を維持すること

　支えは希望を生み出すものである。希望とは現在の状況を超えさせる要因である。健全な希望とは、現実から夢の世界の中に逃げる行為ではなく、実際の自分との出会い、現実に基づいている健全な生き方から生まれてくるのである。それ

＊1　まことに、イスラエルの聖なる方／わが主なる神は、こう言われた。「お前たちは、立ち帰って／静かにしているならば救われる。安らかに信頼していることにこそ力がある」と。しかし、お前たちはそれを望まなかった。それゆえ、主は恵みを与えようとして／あなたたちを待ち／それゆえ、主は憐れみを与えようとして／立ち上がられる。まことに、主は正義の神。なんと幸いなことか、すべて主を待ち望む人（『旧約聖書』イザヤ書 30:15,18）。

はスピリチュアリティについても言えるだろう。

　村田久行氏は、人間の存在の特徴は時間存在、関係存在および自律存在であり、これをスピリチュアルな痛みの中心課題として取りあげている[*1]。死に制限されている人生によって、この3つの要素は変質するだけである。著者は、思考や哲学の他に信条、信仰や信仰心によってそれらの要素の本質が生じてくるのであると思う。言い換えればそれらを超えさせてもらえるような確信をもっている人も例外ではないのである。著者は宗教の形になっている信仰をもっているが、こうした特定の信仰や宗教をもたない人でも、自分なりの信仰（心）によって上記の3つの人間存在の制限を超えられる可能性がある。50代で旅立たれた女性を紹介する。旅立たれる前に、自分がまだしたい仕事が沢山あるのでそれらをリュックに入れて、あの世でその仕事を続けると、確信をもちながら著者に話してくれた。著者が「その他にしたいことがありますか」と聞いたとき、彼女は「家族を守るために自分が家族の真ん中にいる」ということをはっきりと分かち合ってくれた。自分の得も考えがちである著者は、彼女に次のようにたずねてみた。「私も守って下さいますか」と。彼女はそれに「はい」とはっきり応えてくれた。いまその通りだと著者は信じ、ほとんど毎朝彼女に挨拶し続けている。

　スピリチュアルケアの特徴は希望をそがないことである。そのためには自分の日常の生活様式を反省してみるとよい。誰かが突然、自分に何か願うとき、自分がそのお願いに同意できないと、すぐ「できません」と断る習慣がよくみられる。急な依頼であっても「できません」という答えより「私はできませんが、できる人を探し、見つけるように協力します」と対応することによって願った相手に希望を与えることができる。きっぱりと「できません」だけの応答は、相手の希望を薄れさせ、もしかすると殺してしまうかもしれない。瀕死のときのGに「助けて」と呼ばれ、無力感を体験したHは「なにもできません」と叫びたくなったときにこそ「なにもできません」と言わずに、「共にいます」「共にいさせてもらいます」と応答する／叫ぶなら、Gは次の一歩を踏みだすことができるだろう。「なにもできません」と言われれば、がっかりし、気力を失ってしまうかもしれない。

　「仕方がない」「運が悪い」「人間ですから」「もう歳です」「高齢社会」のよう

＊1　ウァルデマール・キッペス編『心と魂の叫びに応えて3』サンパウロ、24-30頁参照。

な運命的な発言は、希望や最後まで生きる力を減少させるが、一方、希望は将来を拓く。次のステップが踏めるような言葉や工夫が欲しい。それはスピリチュアルケアの重大な役目である。

5. スピリチュアルケアの成果、その証拠

スピリチュアルケアは効果があるのか。効果があるとすればそれはどういう効果であろうか。現代は明確な成果の証明 evidence を要求される。だがスピリットの領域は自然科学・精密科学ではなく精神科学に属しているので、その効果を科学的に計ることはできない。精神医学は自然科学でありながら精密な結果を出すことのできない自然科学であることを念のために言い添える。しかし成果を数量で数えることができないといって、そのケアは効果をもたらさないという方程式にはならない。

スピリチュアルケアの成果は H と G の二人の内面性および人格によるものである。スピリチュアルケアは誰かが "効果的方法" に従って行っても、同じ結果は生じない。H が定評のある専門家であっても、H の効果的方法がすべての G に同様な結果を生じさせることができるわけではない。スピリチュアルケアすなわち人への配慮には、マニュアルがないからである。著者は継続的に手紙をやりとりすることで不幸（困難）を経験した方に力を与えることができた。だが同じ方法で他の G に拒否されたこともあった。スピリチュアルケアはその時その時の H の心・インスピレーションや想像力を要求する行為だと言える。

5-1 スピリチュアルケアのアセスメント

前述したことを意識しながら、H はスピリチュアルケアをグレードアップするには最小限度の「スピリチュアルアセスメント＊1」を持つべきである。それは、H はどういうスピリチュアルな事柄に中心をおけばよいかという手助けになる。著者は**表 3-4** の項目を推薦する。これらは G との出会い（振舞い・ことばなど）から発見した事柄である。G との出会いの中でこうしたキーワードをピックアッ

＊1　例：「スピリチュアルアセスメント」とは H によって G の心と魂の事柄をまとめるツール。「スピリチュアルアセスメントのチェックポイントとその記載」165-167 頁参照。

CHAPTER-3──スピリチュアルケア | 067

プし、追究することは効果的なスピリチュアルケアへとつながる。Gから得た情報はスピリチュアルなパワー・長所やスピリチュアルな痛みを表してくれる。パワーや長所を痛みへの援助要素として育成し利用するのがベストであろう。Gが自分自身の持っているもので最期まで生きられることが、ケアの最終的ねらいであるからである。

5-2　スピリチュアルケアの内容・効果をチームワークへ

スピリチュアルアセスメントはチームワークによる患者のホリスティック（包括的）ケアへの援助になる。だがそれをシェアリングすることに制限がある。こうした制限によってスピリチュアルケアは必要でないと間違って解釈することもある。例えばGがスピリチュアルケア・ワーカーだけに知らせたこと——嘘・盗み・だまし・離婚・詐欺——はスタッフに分かち合えないことである。

5-3　守秘義務

守秘義務はチームワークに問題点を及ぼす。守秘義務はスピリチュアルケア・ワーカーに関係するだけではない。というのは患者の信頼関係はチームメンバーすべてに対して同じではないからである。従って、患者が個人的なデータ（例：家族との関係、自身の過去など）をある医療スタッフメンバーに打ち明けても、スタッフ全体に洩らしてほしくない。もし洩れたら医療スタッフ全体に対して閉鎖的になるのは当然である。医療スタッフのルールの中で、守秘義務の理解とそれに関する尊重は一つのキーポイントとして決められ、全メンバーの共通理解の条件であるべきである。「患者のすべての情報は全スタッフメンバーの共有ではない」。例えば「A患者は今日いらいらし、落ち着いていない。体温・血圧や脈は標準であるのに……」とスタッフ全体に打ち明けるが、A患者の落ち着きのない内面的な理由（例：約束を破ったこと、親しい人に嘘をついたこと、親戚の自死など）を共有できない。

表3-4　スピリチュアルアセスメントのチェックポイント

#	チェックポイント	Gとの会話と態度より（会話記録番号記入）		Hの応答（態度を含む）	
		スピリチュアルな長所・支え・パワー	スピリチュアルな痛み	エンパワーメント	ディスエンパワーメント
1	希望				
2	生きること・人生・死				
3	不思議がる心・感受性				
4	病気と医療				
5	アイデンティティー				
6	判断力				
7	倫理観・道徳観・責任感				
8	自由				
9	信頼すること／されること				
10	感謝すること／されること				
11	許すこと／許されること・和解				
12	健全な関係				
13	努力・協力・協調性				
14	大切にすること／されること				
15	尊敬すること／されること				
16	理解すること／されること				
17	信仰・信条・宗教				
18	習慣（挨拶、合掌など）／伝統（道、座禅など）				
19	その他				

6. スピリチュアルケアの核

　スピリチュアルケアのもっとも重要な特質（核）は、Gのスピリチュアルな痛みと同時にGがもっているスピリチュアルなパワー・能力を発見し、それらをGのスピリチュアルな痛みの癒しに使うことである。特に、Gの人生の旅路の最期のとき、それ以上何も持っていないので、こうした既にある内面的な源泉にしか頼れないからである。スピリチュアルケアの核は、患者の能力を活かすこと（エンパワーメント empowerment）である。つまりスピリチュアルケアの核は、Gのスピリチュアルなセルフケアへの援助（させてもらう）行為である。

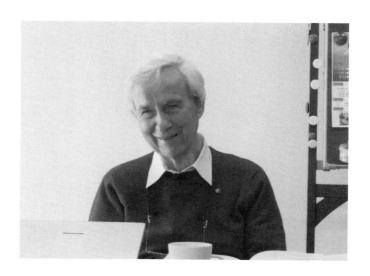

CHAPTER-4
スピリチュアルな痛みの実例

I　スピリチュアルな痛みと他の痛みの区別

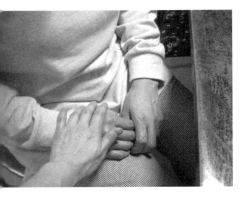

医療の現場から離れて1年以上たったときに、かつての同僚から、クリニックの診療を臨時に半日だけ手伝って欲しいと依頼されました。そこで出会った初老の女性が、恐る恐る診察室に入って来られ、ここに至るまでどんなに思い悩み、どれほどの勇気をもって病院の門をくぐったか、夫の定年後5年たっているが、一緒に歩もうと思っていた夫は、まったく違う方向を向いていて、心の中は怒りと悲しみで張り裂けそうだと苦しい表情を浮かべて、まさにスピリチュアルな痛みを訴えていたのでした。1年前の私でしたら、話を聞いた上で、心因性のうつ状態と診断し、治療としては抗うつ剤を投与していたと思います

（ある精神科医の体験より）

1.　痛みの次元の区別

　痛みや問題はすべてが同じ性質ではないので、それらのケアも異なっているのは当然である。こうした原理を認めることはケアの出発点である。この章では身体的、知的、社会的、心理的およびスピリチュアル（心と魂）な痛みの区別について説明してみる。復習になるが、まず念のために各次元の理解を述べる。図 4-1 を参照しながら、人間はさまざまな部分を組み合わせたもののように捉えないために、各次元は「‥‥‥‥」線で分かれていることを念頭におくことが望ましい。人間は、一体であり、その次元として、身体・知性・心理（精神）・心・霊・魂《不滅な存在・自我（有機体）》からなっているであるからである。

○「**身体**」には臓器や筋肉の他に脳も含まれている。

○「**知性**」は知力・知能・知識・理解力・知恵・英知・考え・理性など。
※「**精神**」には精神年齢、精神分析など、精神科的 mind といった心理的な次元と精神的な支え、精神的疲労といったスピリット spirit・スピリチュアル spiritual な次元とがある。さらに、精神科の「mind」は「精神」および「こころの働き」を含む意味で使われている。このように「精神」はさまざまな意味で使用されているため、本書では「心理」・「スピリット」および「心」という表現を使用する。

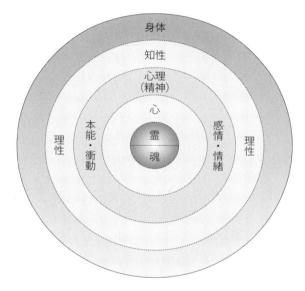

図 4-1　人間の次元

○「**心理**」は本能・衝動・情緒・感情・気分・機嫌・気持ち・feeling [*1] に基づく行動を意味する。
○「**心**[*2]」は自由意志・善悪の判断・良心・善意や悪意・真心・真実（真理）・誠実、

[*1] 感覚、情緒、感情を合わせて feeling として用いる。これは「フィーリング」と表記することによって、読者に外来語として変形されてしまった意味を想起させないためである。
[*2] 知性を超えた心の最も深いところにあるもの、すなわち心の本体を霊性という。日本的霊性を初めて提唱した鈴木大拙が東洋的心性というのは、分別のつけられない、清濁あわせ呑む、曖昧模糊としていることでよしとしてきた心性であり、対して西洋的心性は善と悪、是と非、真と偽というように厳密に区別されている（W・キッペス編『心と魂の叫びに応えて』サンパウロ、171 頁）。

CHAPTER-4──スピリチュアルな痛みの実例　073

献身や（順境や逆境における）忠実・誘惑・賞罰・罪悪・責任感つまり倫理観と
道徳観の領域である。

○「**スピリット（霊）**」は五感で体験できる現実を超えたものを意味付ける（哲学・
人生論・人生の意味・理念）領域である──尊敬・信頼・信仰・感謝・希望など。

○「**魂**」は不滅な自分・自我・自分自身・私・全身全霊。

※「スピリット」および「心」の領域は明確に区別できないことがある。さらに
「スピリット」および「心」に「魂」の領域を加え、その3つの領域は「**真心**」
の用語で使用するときもある[1]。

図で説明したように人間の各次元を区別しながら、人間は一つの有機体である
ということに重要なポイントがある。人間のそれぞれの次元に応じてニーズ・痛
み・叫び・ケアと、癒しは異なっている。ここで各次元における痛みと叫びの具
体的なものを挙げてみる。

2.　脳、知性と理性および心理の関連

痛みの原因と向き合うためには、自己のスピリチュアルな要素を含む内面的な
能力、機能、特に知性を活かす必要がある。ここで知性と深くかかわりのある脳・
理性および心理について解説してみよう。

まず「脳」と「知性[2]」と「理性[3]」との関連。理性は知性を前提とし、知性
は脳を前提とする。それは脳が知性および理性の活動基盤であるからである。

（1）「知性」

「知性」は単なる知識、すなわち物事を知る手段として使うこともできる。そ
れは日常生活を送るために必要なニュースや情報を知り、生活様式を身につける
ために、また道具や機械の使用方法、テスト問題の解答、電車の時刻やバーゲン
セールを知ることなどを含む用語である。これらの過程において知性は無知を克
服し、生活ができるための単なる「知識」になる。「知性」は「知恵」をもたらすきっ

＊1　ウァルデマール・キッペス『ともに生きる』サンパウロ、14-16頁参照。
＊2　ドイツ語で Verstand, Intellekt という。
＊3　ドイツ語で Vernunft, vernünftig, Ratio, rational という。

かけにもなる。なぜ物事を知りたいか。なぜ考えているのか。なぜ今ここにいるのか。なぜ生きているのか。なぜ健康に恵まれているのか。それともなぜ考えなければならないのか。なぜ動物のように考えずに生きていけないのか。なぜ毎日同じことを繰り返さなければならないのか。なぜ病気になり、死ななければならないのか。災害や天災、病気や伝染病、けんかや戦争、殺人や自死などはなぜ起きるのか。このようなことを知りたいと思うことは単なる知識・好奇心から生じてくる要素ではなく、人生を囲む要素を把握する行為である。

（2）「知恵」
「知恵」は日常生活をマスターする要因だけではなく、人間のスピリチュアルな面を表すことが多い。

（3）「理性」
「理性」とは知力、知性をふさわしく使える力である。「知性がない」あるいは「理性がない」とはどのようなことを指すのであろうか。痛みと正確に向き合うために、こうした発言をする前にそれらの要素を探究すべきである。「知性がない」と言うと「考える能力がない」、また「理性がない」と言うのは行動に規範がないというような意味合いをもっている。

（4）「メンタル」
「知性」は英語でメンタルと言い、その語源はラテン語の「mens」である。日本語では一般的にメンタルという言葉を「心の」とか「精神の」（例、メンタルクリニック）、あるいは「精神病の」というような意味合いに使われることが多いが、著者はメンタルを「知性」の意味のみで使っている。ちなみに「メンタルヘルス」という単語も精神的健康や心の健康という意味ではなく、知性の健全さを表す用語として使っている[*1]。
　「メンタル」を含む用語には次のようなもの（**表4-2**）があり、それらの意味は以下のとおりである。

＊1　「メンタルヘルス」は理性に基づいている要素である。ちなみに人間は知性があっても心理的な要因（地震のような天災によるパニック状態、あるいは精神病など）により理性を使えなくなり、一時的または完全に失うこともある。知性を正しく使うためには理性が必要である。

CHAPTER-4——スピリチュアルな痛みの実例　　075

表 4-2　メンタルを含む用語

mental age ：知能（精神）年齢
mental test ：知能テスト
mentality ：知力、知性、頭の働き；（形容詞を前に置いて）心理的な傾向、思考方法
mentalism ：哲学と心理学で使用されている。哲学の場合は唯心論（その反対語は唯物論 materialism）、心理学では心理主義という（その反対語は機械論 mechanism）
mentalist ：唯心論者、その反対語は唯物論者　materialist

　「メンタルヘルス」は理性に基づいている要素である。ちなみに人間は知性があっても心理的な要因（地震のような天災によるパニック状態、あるいは精神病など）により理性を使えなくなり、一時的または完全に失うこともある。知性を正しく使うためには理性が必要である。

3. 各次元の痛み

以下にそれぞれの次元の痛みを著者と医療界の例で示す。

（1）身体的な痛み

　身体的な痛みは身体から生じてくるのはごく当たり前のように聞こえるが、実際にそんなに簡単に分かることではない。なぜかというと、身体的な疾患は身体に基づいている事柄であり、その中には"精神病"と名付けられているものも含まれているからである[1]。

　著者…………「よく眠れない。便秘気味」

　医師…………「頭痛が続いている」

　看護師………「背骨が曲がっている」

　患者…………「なぜお腹がはってしまうのか」

　患者の身内…「病院への往復で疲れている」

───────────────────────

[1]　脳・脳髄は身体的部分である。

（2）知的な痛み

知的な痛みは無知や解決のできない問題とぶつかっているときに生じてくるし、知識や問題の解決策の発見によって消えてしまう特徴をもっている。

著者…………「仕事を能率的・効率的にできない。全体を把握していないから」

医師…………「この病気の原因がどうしても分からない」

看護師………「どうしてもこの患者さんの望んでいることがつかめない」

患者…………「なぜお腹がはってしまうのか」

患者の身内…「（患者の）皮膚の色が変わっているのはどうしてなのだろうか」

（3）社会的な痛み

家族や国籍、資格の差、経済的な場（職業）や社会的な居場所をもたない状況から生じてくる。孤児、難民、社会的な偏見をもたれている団体や民族に属していることや、男女差別、リストラや無職、病院や施設で面倒をみてもらえないことなどは、こうした痛みの元になっている。

著者…………「政治や社会に対する関心や協力の足りなさや無力」

医師…………「社会保険制度の不適さ」

看護師………「医療界における肩書の差」

患者…………「入院期間の制度。入院できるところがない『がん難民』」

患者の身内…「医療費の拡大」

（4）心理的な痛み

心理的な痛みは自分自身の性格や人格から生じてくる。人間関係とコミュニケーションにおける気持ちや情緒の質や変化から生じてくる。

著者…………「（好奇心はあるのに）恥ずかしくて、質問できない」

医師…………「院長に向かうとどうしても遠慮がちになってしまう」

看護師………「あの患者さんが嫌い、好きになれない」

患者…………「医療スタッフの前でどうしても"よい子"のように振る舞ってしまう」

患者の身内…「将来のことを（お母さんと一緒に）整理したいのですが、お母さん（患者さん）を見ると泣いてしまい、言えなくなってしまう」

（5）スピリチュアルな痛み

　スピリチュアルな痛みは運の不公平やいたずら、人間社会の不平等、健康と病気、貧富の差、生きる環境や信念の差、生きる意味の有無、善悪の関係、良心の責め、悔い、負い目、自分自身の不統合、納得できない自分自身などから生じてくる。

（心）

著者…………「他者を誰だろうと尊敬したいが、偏見から差別してしまう」

医師…………「誤診をもみ消してしまった」

看護師………「（ナースコールを聞き時間があったのにすぐ行かず）患者さんに『すみません、他の用事で忙しかった』と嘘をついてしまった」

患者…………「（相手の不倫を）どうしても許せない」

患者の身内…「お父さんに真実を語れない（末期がんの告知）」

（魂）

著者…………「信仰生活において自由になれない」

医師…………「今、治療しても患者はやがて死んでしまう。医者なんて、敗北者！」

看護師………「使命感を感じなくなった。燃え尽き症候群（バーンアウト）」

患者…………「（寝たきりの）私に何の価値もない」

患者の身内…「子供を産み育てたのに、わが子が亡くなって、生きる意味がなくなった」

4. 同じ発言に含まれている次元

　上記のように捉えやすい痛みもあれば、異なった次元のニーズから生じてくる叫びを同じ表現で表すこともある。例えば「痛い！」「なぜ」「できません！」や「私はだめ*1」という発言をたびたび耳にする。そのことばの中には多くの意味や内容、つまり異なっている次元の事柄が含まれている。ここで「痛い！」と「なぜ」

＊1　「私はだめ」：足はだめ。もう歩けない＝身体的／暗算はだめ＝知的／いつも落ち込んで、やはりだめだ＝心理的／嘘を言ってしまった。やはりだめ＝心／人生が無駄だった。自分はだめだ＝魂、全人。

という表現で紹介してみる。

　発言者の「痛い！」の内容がさまざまであり、コンテクスト（文脈）からしか明確にならない。すなわち、

- ・「痛い！」　　胸が痛い、眠れない　　　　　　　＝　身体的
- ・「痛い！」　　問題の解決策を見つけられない　＝　知的
- ・「痛い！」　　借金を返せない　　　　　　　　＝　社会的
- ・「痛い！」　　人間関係が下手　　　　　　　　＝　心理的
- ・「痛い！」　　約束を守らなかった　　　　　　＝　心
- ・「痛い！」　　もう寿命がきた　　　　　　　　＝　魂すなわち全人

「なぜ」「謎」にも、さまざまの次元が含まれている可能性がある。

- ・身体的：「なぜ（インフルエンザに負けてしまうのか。眠れなくなってしまった）」
- ・知性的：「なぜ（この事故が起こったのか。なぜ皮膚病にかかるのか）」
- 　好奇心：「なぜ（この二人は付き合っているのか。一体どこが好きなのか）」
- 　　　　：「なぜ（こういうでたらめな食生活をするのだろうか）」
- ・社会的：「なぜ（人種差別があるのか）」
- ・心理的：「なぜ（意見を自由に述べられないのか）」
- ・心　　：「なぜ（また嘘をついたのか）」
- ・魂　　：「なぜ（自分が自己受容できないのか）」
- 　　　　：「なぜ（相手が急死したのか）」
- 　魂^{実存的}　：「なぜ（今でも生きているのか）」
- 　　　　：「なぜ（この私は事故に遭った／遭わなかったか＊１）」
- 　　　　：「なぜ（子供に恵まれないのか＊２）」
- 　　　　：「なぜ（この子はモンゴロイドの子なのか）」
- 　　　　：「なぜ（生きる意味を見つけられないのか）」

＊１　いつも同じ時間に乗る、1両目の通勤電車に私的な用事で間に合わなかったために、2005年4月25日、兵庫県尼崎市JR福知山線脱線事故を免れた知り合い。

＊２　子供のない「なぜ」「謎」は、いろいろな次元に関係している。○身体的：生物学・医学・科学技術（テクノロジー）。○知性的：夫婦関係・生物学・医学・科学技術。○心理的：社会の期待からくるプレッシャー。○心と魂：どのような方法であっても子供に恵まれない「なぜこの私」

：「なぜ（喜ばないのか）」

：「なぜ（自分にアル中の父親がいるのか）」

：「なぜ（生き遺されているのか。相手なしに生きたくないし、生きる意味がない）

「なぜ」とはそのコンテクストからしか正確に捉えられない。念のために言い添えるが、「なぜ」という問いかけ・叫びは生きる目標を真剣に探す指摘、あるいは自死への刺激になる可能性がある。「なぜ」は生きる意味および死んでもいい価値のあるものを見つけさせてくれる可能性もある。

このように同じ発言によってさまざまな次元の痛みが表現できる。身体的・知的もしくは社会的な欲求とその叫びが捉えやすいのに対し、心理と心・魂の叫びの区別は難しい。それらの各次元を区別するためにはそれぞれの次元をわきまえる高い自己啓発力と敏感さと経験が要求される。

5. 心・精神・脳・心理・知性・理性へのアプローチ

精神医学は精神病に対して 2 つのアプローチを使用している。1 つは「心」を対象とする精神病理（psychopathology）であり、もう 1 つは「脳（身体の部分）」を対象とする生物学的精神医学（biological psychiatry）である[1]。

「心」を対象にするアプローチはスピリチュアルな次元までタッチすることが少なくない。「脳」を対象にする生物学的アプローチは薬物療法や手術、つまり身体的治療に留まる。

脳の生物的物理的故障でなく知性や理性、いわばメンタルヘルスや心理の機能不全や故障に対しては主に精神療法と心理療法を使用する。以上のことをまとめると表 4-3 のようになる。

6. スピリチュアルな痛みと心理的な痛みの実際

スピリチュアルな痛みと他の痛みを区別するために、ここで改めてスピリチュ

---

[1] 「心」を対象にするよりも「脳」を対象にする傾向が精神科医に多いと思われる。

表 4-3　人間の各領域別アプローチ

対象	病気	アプローチ	治療
精神 psyche	精神（病）	精神病理的	精神療法・心理療法[*1]
脳 brain	身体	生物学的	薬物療法や手術
知性 intellect メンタル mental	精神（病）	精神病理的	精神療法・心理療法
理性 reason	精神（病）	精神病理的	精神療法・心理療法
心・魂 heart & soul		スピリチュアル	

* 1 「精神療法」と「心理療法」は根本的に同様であり、担当者だけが異なっている。精神療法は精神科医、心理療法は心理士／臨床心理士が実施する。「精神療法」と「心理療法」は英語やドイツ語では一つだけの用語「psychotherapy, Psychotherapie」で言う。

アルな痛みについて解説したい。スピリチュアルな痛みは実存（自分自身全体）的、すなわち哲学や宗教に関わる事柄から生じてくる。

　以下に挙げる痛みや叫びの例文では、どこまでスピリチュアルなものであるか、それとも心理的なものであるか、簡単にわきまえることはできない。判断するときの一つの基本的な基準は「動機」と思われる。同時に同じ痛みには、両方の事柄が含まれている場合が少なくないので、それらを厳密に区別するには知識が必要である。

　ここでさまざまな次元が重複している具体的な例を取り挙げて考えてみたい。

（1）スピリチュアルな痛みと心理的な痛み

例①

　「父が末期の肺ガンで余命わずかと知り、娘として何かできないかと考え、夫に理解してもらい、仕事を辞めて○○から○○へ介護のために帰りました。

　父は病院を退院し、近くのかかりつけの医師に往診してもらいながら、家での生活になりました。たんがからむと大変だと言われて、母と二人で毎日たん取りをしました（2ヶ月）。そのうち疲れてしまい、父の妹たちに昼間は手伝ってもらいました。亡くなる前日、息が苦しい状態になり酸素ボンベをつけてほしいと医師に相談しましたが、2時間もつボンベで、それが切れると、もっと本人が苦しくなると言われ、付けないことにしました。一晩中、父は苦しみ亡くなりました。

そのときは私も母も居眠りしていて、気がつきませんでした。

　父の最期、さみしさや悲しさもありましたが、ほっとした気持ちが出てきて、自分自身が許せなくなりました。眠り込んだことも許せませんでした。あれから8年たちます」

表 4-4　例①に対するケアの例

	内容・原因	行動の質
1	自分を許せない。その理由は「父の最期の時に居眠りしていたからだ」	許せないのはスピリチュアルな痛み
2	仕事を辞め、夫婦生活も停止したこと	責任＝心＝スピリチュアルなパワー
3	看護	思いやり・責任＝心＝スピリチュアルなパワー
4	力の限界を感じ、父の妹達に手伝ってくれるように頼んだ	適切な判断＝責任＝心＝スピリチュアルなパワー
5	酸素ボンベを願い、付けなかった決断	知恵の働き（パニックや責任逃れせず）による決断＝責任＝心＝スピリチュアルなパワー
6	最期の時の居眠りを許せない	勝手にやったことではないので自分の責任ではない。 理性による判断が欠ける 気持ち（心理）による判断は適切ではない この判断をやり直すべきである。それは責任＝心＝スピリチュアルな行為

例②

　あるとき、著者は初めて紹介してもらった医師に「自分が○○病をもっています」と言うと、その○○病で著名な医師は著者の生活様式も聞かず（調べず）にすぐ、「（一生）ずっと薬を飲まなければ」ときっぱりとアドバイスを下した。この著名な医師は人間を身体的な有機体としてのみ捉え、人間の責任（心の働き）によるものである生活様式には言及しなかった。この医師が著者の生活様式・生き方・lifestyle について何も聞かずに下した決断（診断?）は著者にとって心理的な痛み（苛立ち）やスピリチュアルな痛み（軽蔑）の原因になった。

　上述したように著者の怒りは心理的な痛みになり、医師の無責任な態度（決ま

り診断）そのものは、スピリチュアルな痛みの元になった。こういう頭からの"決まり（うわべ）診断"は、責任や真実に欠けるし、他者に平気で害を負わせる恐れがあるからだ。

（2）知的な痛みと心理的な痛みとスピリチュアルな痛み

宗教的な講話や説教によって苛立つこと。信仰の事柄を説明する方法として心理的にアプローチするのは例外ではないが、宗教家はそれを意識する必要がある。でなければ、聴衆を迷わせ、どれが信仰箇条であるか、どれが説明であるかを区別できなくなる恐れがある。

例①

イスラム教のイマーム（礼拝を行う導師）の金曜日の説教はアラーに対する信頼と信仰を育てる目的をもっているが、現代、あるイマームにとってイスラム教以外の人々への憎しみ、および彼らを殺すこと、つまりジハード（聖なる戦争）をアラーの教えとして述べていることは、スピリチュアルな痛みの原因になる。

こうした説教の
・方法は心理的なものであり、それによって感情を左右される
・内容は信仰の説明すなわちスピリチュアルなものである。だがジハードを説いて廻る行為は、スピリチュアルな痛みの元になる

例②

キリスト教の責任者（聖職者）の務めは、キリストへの信仰を育てることであるにもかかわらず、キリスト自身の主権ではなく、聖職者自身のキリストの代理者としての思考だけを強調することも、スピリチュアルな痛みの元になる。

例③

信仰をもっている親が、子育てにおいて自分自身の足りなさを「神が何でも見ている」のような教えで子供を抑える（従順させる）ことも、スピリチュアルな痛みの元になる。

以上の例での説教や親の教育を受ける側のさまざまな痛みとして次のことを述べることができる。
・知的な痛み：超越者・神の存在を理性で認められないこと
・心理的な痛み：感情的になること
・スピリチュアルな痛み：こういう説教師や親の教訓に自分の反対の意見を伝

える勇気がないこと。対立を恐れることはさらに説教師や親にも、聴き手や
子どもにも人間として成長する機会を奪ってしまうことになりうる

　重複するが、スピリチュアルな痛みは実存的（自分自身の存在の）つまり「"to
be" or "not to be"」の痛み、つまり存在そのものに関わる苦痛である。例えば、
ある人は超越者・神の存在を信じたいが、戦争や虐殺を求める、または罰する"警
察官"のようなタイプの超越者や神は好まない。言い添えるが、自然や社会にお
ける弱肉強食（肉食の動物社会や戦争、社会における競争や殺害などの人間社会）のあ
りさまは、天地万物の創造主である超越者や神を信じ難くさせる要素である。

（3）著者自身の体験から
　　──ある 20 代の女性からの手紙──

　私は家族やお医者様のこと、又、今時のギャルたちのこと、いろいろと傷つ
いて生活しています。このようなことについて相談に乗るのはお医者の義務
ではないのだということを、今の○○病院の精神科医に教わりました。でも、
眠れていますか!?　食欲のほうは!?　どこかに行ったぁ!?　おつうじは!?
と急いで聞くので、私の頭はスローモーションなのでついていけません。い
つも「元気です」とウソをついて出て行くのです。何を話してもだめなんで
す。人はやっぱり一人で生まれて、一人で死んでいくのですネッ。まるで、
冬のハエのように。私が今こうしているのは神様が私をとっても弱く造った
からなんだなあと思います。ゴメンナサイネェ。こんなこと読まさせちゃっ
て。ついさっきネェ、一階に行ったら母にいつもどおり冷淡にされて、心
が痛んで苦しくてしようがなかったの。神父様!?　神様は何を考えてるんで
しょう?　私、さっぱり分からない?　このごろお母さんはナイフのように
クールでハードなのです。すっごく苦しいです。私は勝気だけど、あこがれ
ているのは、お姫様より小公女のベッキーのような人です。シーツ 100 枚
もセーラの代わりに洗ってあげたりとっても素敵だと思いませんか!?　今読
んでいる本に「悪魔（デビル）は、神様の道具なのです」と書いてあるので
すが、これは本当かしらっ?　誰にも分からないことかもしれませんネ。神
様はすごいこと考えているから!　私、人々とうまくリラックスしておつき
あいするのが小ちゃいころから下手なの!　○○神父様と一緒にコロッケ食

べたとき恥ずかしかった！　となりに座っているシスター○○はそんな私の
緊張も、つゆ知らず、パクパクとコロッケを食べていたこと、懐かしいです！

アンネ・フランクってすごい人よねえ。秀才で。ドイツ人でフランスの学校
に行ってたアンネさんは野心家のようですねっ。宿題がたくさんあるなんて
とかいってたっけ！

おととい○○まで姉と二人で、お墓参りに行ってきたんですよ！　草はあん
まりなくってちょこちょことって、それからお墓のおそうじをして、お花
を生けて、お線香（とってもコワかった）をささげて、次はお水を流してお祈
りです。おじいちゃんとおばあちゃんの魂は喜んでくれたかなあ！　もう
ずっーと前から永遠の食卓についているなんて羨ましい限りです。

私は地獄が怖くてしようがなくて、家族のことでも、お医者さんのことでも、
そしてツッパリギャルたちのことでも「自分を殺さないと、地獄に行っちゃ
うんだぁ！　コワイよ〜うっ」てふるえながらなかなか眠れなかったりしま
す！　話はずれますが、お墓参りが終わったあと○○から○○に出て、お茶
とショッピングと夕食を食べました。お茶は、わらびもち（きなこがかかって
いるの）と氷白玉がセットになっているのをそれぞれ二人でいただいて、こ
んどはいろいろな物を見て、姉はドンというものを買って、私はドラエモン
の1、2年生の漢字の辞典と「絵を見て学ぶ中学漢字すべて」というのを買
いました。そして待ちに待った夕食です。何を食べたと思いますかっ？　実
はトンカツ屋さんに入ったのです。姉も私もヒレカツに青じそとチーズがく
るんであるカツとエビフライと、コロッケとキャベツ、しじみのみそ汁、ゴ
ハン、コーラ（100円）ちゃわんむしと。こんな風な一日もあるんですねぇ。
でも母のことは心で泣いています！　たくさん読んで下さってありがとう！
また！
　　　　　　　　　　　　　　　　　　　　　　　　　　　　　○○ko

追伸
私！　とっても苦しい！　母のおなかに10ヶ月も住んだこともあるけど、
なぜかたまらなくつらい。

でも時間をかけて仲よしになろうって思ってたの。でもやっぱり、とっても難しい。天のお父さんは、私を懲らしめて、精錬してくれるのかしら。ヨブさんはそうだった。聖人（ルカ）のような、お医者さんにめぐり会えたらなあ。○○神父様は、ドクターのように頭の賢そうな目をしていらっしゃる。どうか聖母様に祈って下さい。私も祈っています！

この手紙を分析し、表にまとめると次のようになる。

表4-5　20代女性からの手紙の分析

叫び	内容（痛みの原因）	痛みのカテゴリー	対象者・相手
家族の温かい関心がほしい	家族が冷たい	心理	家族
精神科医に相談相手になって欲しい	精神科医は人生相談の相手をしてくれない	心理	医師
今のギャルたちの行動に納得できるようにして欲しい	今のギャルたちの行動に納得できない	心理	今のギャルたち
自分の脳の働きぐあいを理解して欲しい	嘘をつきたくないからゆっくり話したい	・スピリチュアル ・心理	医師
自分のことを聴き理解して欲しい	何を話してもだめ（しようがない）	心理	医師
相手が欲しい	人が一人で生まれ、一人で死に、冬のハエのようだ	・心理 ・スピリチュアル	・仲間 ・支え
母に温かく出迎えて欲しい	母がいつものように冷淡にする	心理	母親
神の考えが分からない	悪魔は神の道具	・スピリチュアル ・知性	・神 ・信仰の指導者
リラックスした人間関係をもちたい	人間関係における緊張	・心理 ・知性	人間関係の指導者（心理士・カウンセラー・教員）
地獄からの解放	・地獄が怖い ・眠れない ・自分を殺すこと	・スピリチュアル ・心理 ・知性	・宗教家 ・カウンセラー
神（天のお父さん）に懲らしめや精錬をして欲しくない	神（天のお父さん）の考えへの不信	スピリチュアル	宗教家

この手紙を送ってくれた人が、実際にどういう信仰をもっているかよく知らない。「神様」と同時に「デビル」が登場してくる。この手紙以前の便りにも「悪魔」「デビル」ということばが書いてあったので、考えさせられた。そこで、その人に対するスピリチュアルケア・アプローチをどうすればよいのかについて考え、手紙を書くことに決めた。"手紙を送ってくれた人は何を望み、どういう欲求が満たされずに苦しんでいるのだろうか"と念じつつ、著者は返事にまず「神様」という話題を取り上げた。すなわち、

　「神様が何を考えているかよく分かりません」と○○さんが書いたとおりです。だが、何かの意味があるのではないでしょうか。今、まもなく高校野球がはじまります。真夏でありながら選手は必死になっていますね。秋田県代表チームは甲子園の厳しい暑さに耐えるためにビニールハウスの中で練習することを読んだ覚えが。
　なぜ人々はすすんでこうした厳しい訓練をし、こうした苦痛に耐えようとするのでしょうか。勝ちたいためでしょう。有名になる動機も堪え忍ぶ力の根底にあるでしょう。訓練に励んでいる彼らが、他県のチームを恐れたら、エネルギーが減少しますね。エネルギー、心身の力のすべてを訓練に使い込んだ方が生産的でしょう。
　○○さんの場合は、どうでしょうか。○○さんの厳しい状況はご自分の意志で選んだものではありませんが、「悪魔」「デビル」あるいは「地獄」のような事柄に気持ちがとらわれた結果「地獄が怖くて眠れない」と書いていましたね。こうしたことよりも、「神」そして「神が約束してくださること」を考えればどうでしょうか。

　それからお母さんのことも心配していますね。○○さんにとってお母さんがいるほうがよいのでしょうか、それともいないほうがよいのでしょうか。もしお母さんがいる方がよいのであれば、お母さんについて否定的に考えないように努めればどうでしょうか。『お母さんのおなかに10ヶ月も住んだこともある』とご自分も書いたように、お母さんなしにご自分が存在していないのですから。お母さんについても肯定的に考えればどうでしょうか。
　○○さんは手紙も書けるし、本も読むし、それらの能力をもっていますので、

CHAPTER-4——スピリチュアルな痛みの実例　087

よい方に使えばどうでしょうか。

などと書いてみた。

　著者は以前にも○○さんに手紙を書いたことがあった。そのときは次のことを
提案した。「○○さんが先生（医者）に会うときには、自分が先生ですというこ
とを自覚したほうがよいです。○○さんが病気に苦しめられ、病気と闘っている
体験は○○さんの独学であり、こうした体験や経験のない医者よりもずっと先生
です。従って、先生（医者）からアドバイスを貰うのではなく、自分が先生のつ
もりで、自分のことに関して自信をもって言えば良いのです」と。

　こういうわけで、今回の返事には次のように述べた。「○○さんが精神科医に
対して教える立場をとってください。医者の質問のやりかたが早すぎたら、『も
う少しゆっくりと話してくださいませんか、私はそんなに早く答える能力をもち
ませんし、"はい"、"はい"といって嘘をつきたくありません。嘘は心の問題で
すから。精神的に病んでいますが、心まで病むつもりではありません。心を悪化
させて欲しくありません。ケアの質によって患者さんがかえって悪くなってしま
う恐れがあるからです。私は先生（医者）と正直に話したいのです。嘘は病気の
元になります』のように言ってみたらどうでしょうか」と。

　次のような意見も述べた。「医者がいつも質問する事柄のリストを作成し、診
察の際、そのリストを医者に渡しながら、『先生、これは先生からの質問への答
えです。読んでくだされればありがたいのです。それからお願いできたら、次回ま
でに、人間はなぜ病気になるのでしょうかという質問について考えて欲しいので
す』と。こういう手紙を先生に出せばどうでしょうか」ということを勧めた。

　本人が実際にどのように実行したか分からない。著者が思うのは、なぜ人間が
病気になるのか、なぜ人間は苦しまなければならないのか、なぜ医師は重い病で
あれば張り合いを覚えるのか、なぜ外科医は交通事故による怪我が複雑であれば
あるほど張り合い・生きがいを感じるのかなどである。著者の同級生二人は外科
医である。一人の話によると、怪我がめちゃくちゃであったほうがやる気（やる
ぞ！）や張り合い（やったぞ！）があったと言ってくれた。どうしてこういう矛盾
があるのだろうか。これも著者のスピリチュアルな痛みである。

II　痛みのコントロール

1.　痛みのコントロールの意味

　WHO の提言に従って医療の現場ではがん患者の痛みのコントロールに励み、見事な発展・業績を収めていることは高く評価できる。あるマスメディアは「がん患者の 90％ は痛みから解放されている[*1]」と伝えている。だが、現在の緩和ケア病棟やホスピスでの痛みのコントロールの状況は、マスメディアの情報とは異なっている事実がある[*2]。その上「痛みのコントロール pain control」ということばは緩和ケア病棟やホスピスばかりではなく、「ペインクリニック pain clinic」「鎮痛剤 painkiller」や「痛みのない painless 歯科治療」のように、一般に広がってきている。しかし、このように日常的な痛みのコントロールという用語が簡単に口にのぼってきても、その用語の理解は必ずしも正確に捉えられているとは限らない。

　痛みのコントロールは**身体的な痛み**のコントロールを意味し、身体的な痛みが意識にのぼらないように防止し、麻痺させる技術である。がんやエイズなどの、痛みの元を癒すこと、それを取り除くことを意味するのではない。痛みのコントロールは痛みの元や核からの解放ではなく、主に病気の症状コントロールを意味する[*3]。痛みのコントロールでは主に薬物を使用するため、それによって副作用が生じてくることを覚悟する必要はある。だが、身体的な痛みの度合いによっては知能をはじめ、精神的な機能や能力が使えなくなってしまうことがあることを考え合わせてみれば、身体的な痛みを和らげることは重要であり、メリットと言える。例えば、モルヒネはこうした痛みのコントロールの役割を果たしてくれる

[*1]　WHO 方式はがん患者の痛みの 90％ 以上を取り除く治療法として世界各国で活用されているもの（インターネットでの検索例：独立行政法人、国立病院機構、大阪医療センター）。

[*2]　2003 年の厚生労働科学研究によると、痛みが取り除かれているがん末期の患者は、がんセンターなどの専門病院でも 64％、一般病院では 47％、大学病院に至ってはわずか 40％ にすぎない。イギリスやスイス、ドイツなどの欧米では、モルヒネなどの医療用麻薬を用いての除痛率はだいたい 80 ～ 90％ に達している。（www.gsic.jp/palliative/pc_08/ がんサポート情報センター、2007 年 5 月）

[*3]　例えば、モルヒネはがんから生じてくる痛みを感じさせないが、がんそのもの、つまり痛みの元を除けない。モルヒネによる痛みのコントロールによって、寿命が短くなることもありうることは常識になっている。

CHAPTER-4──スピリチュアルな痛みの実例　089

一つの有効な手段であることが多い。身体的な痛みのコントロールは病気を治す治療ではなく、病気や症状から生じてくる苦痛を堪え忍べる（ありがたい）援助である。

2. 痛みのコントロールの対象

2-1 身体的な痛み

痛みのコントロールの対象はまず（脳を含む）身体的な痛みであり、根本的にはほとんど症状コントロールである。身体的な痛みを和らげることによって知的、心理的、社会的、スピリチュアルな機能をできるだけ最期まで使用できるように有意義な援助をすることである。身体的な痛みの度合いによっては知的、心理的、社会的、またスピリチュアルな機能や能力を使えなくなってしまうことがあるからである。

2-2 心理的な痛み

パニック（例：地震や津波）やショック（例：交通事故による身内の即死状態）、脳の状態に原因のある精神的病気（例：うつや妄想、精神的アンバランス）に対する心理的な痛みのコントロールは、薬物や相談によって可能となることもある。

2-3 社会的な痛み

社会的問題（例：入院費用、遺言）による痛みは、その痛みの元の解決によって緩和することもある。例えば入院費には社会福祉による経済的援助や法律上で的確に表現される遺言作成へのサポートなどが可能である。だが「社会的な痛みのコントロール」よりも「社会的な痛みの原因からの解放＝問題の解決」が望ましいのではないか。相談だけではこうした痛みを和らげられても、解決による解放にはならないだろう。

2-4　知的な痛み

知的な痛みはコントロールすることではなく、その痛みからの解放を求める。知的な問題（例：バイリンガル bilingual をマスターできないこと）から生じてくる痛みは「時間の問題」のような"気休め"では解決しない。

2-5　スピリチュアルな痛み

スピリチュアルな痛みに対してはコントロールではなく、その痛みからの解放を要求する。例えば、嘘をついて良心の責めを感じた際、「皆が嘘を言っている」というような"言い訳"はスピリチュアルな痛みのコントロールにはならない。

3.　痛みのコントロールの手段

痛みのコントロールはさまざまな方法で実施されている。病院待合室のバックグランドミュージックや読み物のようなものから、鎮痛剤による昏睡状態（セデーション sedation）および援助自死（assisted suicide）や安楽死までの範囲がある。

3-1　身体的な痛み

身体的な痛みをコントロールする手段として薬物（例：痛み止め）がすぐ思い浮かぶ。だが、こうした痛みは心理的（例：我慢や意志の力）、さらに信仰や宗教的な行為（例：運や運命、超越者や神の御旨や犯した過失・罪の償いとして堪え忍ぶこと、拝むことや祈ること）あるいは人格上の心構え（例：武士の徳）によって堪え忍ぶいわばコントロールすることも可能である。

3-2　知的な痛み

知的な痛みをコントロールするには知識やノウハウを提供することである。例えば、呼吸困難のときには実際に人工呼吸器の使い方の説明や実習と訓練などは自信につながる。

CHAPTER-4──スピリチュアルな痛みの実例　091

3-3　社会的な痛み

社会的な痛みをコントロールするには社会的、法的な知識やサポートによるものが有効である。例えば、入退院に対する継続的なフォロー、職場復帰、遺言や死後の家族の生活保障など。

3-4　心理的な痛み

心理的な痛みのコントロールも身体的な痛みのコントロールに似ている。薬物だけが万能薬ではない。「忘れた方がよい」という日常のアドバイスとか、アルコールやパーティ、旅行や読書も場合によっては効果的である。日記を書くこと、絵を描くこと、音楽を聴くこと、瞑想や黙想、祈りや礼拝も心理的な痛みのコントロールへの援助になる。自然の中に出かけることや植物の成長の観察、身内・友人や一般人の訪問も心理的な痛みを和らげる。訪問や祈りは患者に「私は一人ではない」「忘れられていない」というメッセージを伝えてくれるからだ。

3-5　スピリチュアルな痛み

スピリチュアルな痛みをコントロールするには内面的な生き方を可能にさせ、維持し、豊かな環境を備える。例えば、静けさ、心と魂を育てる書物や芸術品、個人の信条や信仰を育成する場や雰囲気、内面的な生き方の達人との交流の機会を設けることなど。

4.　「痛みのコントロール」対「痛みの元からの解放」

痛みのコントロール、すなわち痛みが感じられないようにすることと痛みの原因からの解放、いわば癒しとは異なっている。前者は痛みが意識にのぼらず感じないことを意味し、後者は痛みの原因を取り除く、いわば癒しである。例で説明すれば、モルヒネは末期がんから生じてくる痛みを和らげる、すなわち痛みのコントロールである。それに対して虫歯から生じる痛みは、治療によってその痛みの元を取り除くことになる。モルヒネは痛みのコントロールを行い、虫歯の治療

は痛みの元を取り除くことを意味する。モルヒネは痛みの原因を取り除かない／取り除けないが、虫歯の治療は痛みの原因を取り除く。言い換えれば、痛みのコントロールは痛みを感じないようにする行為であり、痛みの元を癒すこと、痛みの原因を取り除く行為ではないのである。痛みのコントロールの本質は痛みの原因や元を取り除かないこと／取り除けないことであり、痛みの元——病気そのものからの解放ではない。

5. 身体的な痛みのコントロールのメリット

重複になるが、身体的な痛みのコントロールが知的、社会的、心理的、またスピリチュアルな痛みのコントロール、もしくはそれらの解放を可能にすることも少なくない。身体的な痛みの度合いによっては知能をはじめとして、心理的（精神的）な能力の活用が不可能になる場合が少なくないことを念頭に入れればよい。

6. 緩和医療における痛みのコントロール

6-1 身体的な痛みのコントロール

以上、身体的な痛みのコントロールの必要性や質について述べてきたが、ここでその他の痛みのコントロールについても論じておく。身体的な痛みのコントロールと知的、心理的、社会的およびスピリチュアルな痛みのコントロールとが異なっていることは予想できる。

従って「痛みのコントロール」という術語は、この5つの痛みの種類に同等には当てはまらない。というのは身体的な痛みのコントロールは痛みを和らげ、もしくは感じないようにする行為であるのに対して、知的、社会的、心理的、そしてスピリチュアルな痛みのコントロールはそれぞれのカテゴリーの痛みを和らげもしくはその原因を取り除くことのできる可能性を含む行為だからである（**表4-6**）。以下の例で説明する。

表 4-6　痛みの種類別コントロール法

痛みの領域	痛みのコントロール	原因からの解放
身体的な痛み	主に薬物、呼吸やマッサージ、身体的訓練や運動などの要素からなる	コントロールのみ
知的な痛み	知恵や知識の提供	コントロールと原因からの解放の可能性を含む
社会的な痛み	家族や社会的問題に対する整理、ノウハウの援助	原因からの解放の可能性を含む
心理的な痛み	薬物および感情や情緒が適切に働くように相談にのる	原因からの解放の可能性を含む
スピリチュアルな痛み	心と魂の（内面的な）整理への手助け	原因からの解放の可能性を含む

6-2　知的な痛みのコントロール

　身体が急に好ましくない状態に変わるのは心配の元になる。「どうしたのか」「急にむくんだ」。心理的な不安と同時に知的な不安が起きたとき、その変化を説明してもらえば、この知的な痛みからの解放になりうる。説明によって身体の状態は変わらなくても、知的な痛みからの解放があり、病気の経過が分かることだけで安心を与えられることは少なくない。著者は 10 年以上一つのある身体的な病をもっていたとき、ある専門医からその病気の説明によって内面的な痛みから解放された体験をしたことがあり、この状況は現在に至るまで続いている。

6-3　社会的な痛みのコントロール

　医療ソーシャルワーカー（MSW）、「いのちの電話」や弁護士の援助によって、家族関係や生活費と入院費用などのような問題を取り扱う。例えば、離婚や教育権（親権）者、あるいは入院による経済的問題、借金の返済方法や弁償、補償金手続きや職場復帰などによる社会的な痛みが緩和され、もしくはそれらの痛みから解放されることもある。

6-4　心理的な痛みのコントロール

　患者が自分の意見や希望を医療スタッフに自由に打ち明けられないことによる
心理的な痛みであれば、人間関係とそのコミュニケーションの訓練によって技術
的知識を得、その実践からこうした痛みの度合いが減少し、もしくはこうした痛
みから解放してもらえることもある。うつや妄想などの精神的病気、地震・津波、
交通事故で身内が即死するショック、精神的アンバランスに対する相談やアドバ
イスによるサポートは精神病やトラウマを取り除けないが、こうした状況を生き
る手助けになりうるのである。

6-5　スピリチュアルな痛みのコントロール

　病気はたたりや天罰ではなく、自然現象や出来事の思考・理解によって、死と
対面したときにはその怖さによる痛みは和らぎ、もしかすると消えてしまうかも
しれない。あるいは運や平等でない現実に対して不平や反抗、約束を破ったこと
や恩知らずに過ごしてきた人生から生じてきた良心の呵責（かしゃく）に対して、的確なカウ
ンセリング・ヒントやアドバイスはその痛みを和らげ、もしくはそれらから解放
されるカギになることもある。

　注意：知的、社会的、心理的な痛みに対して、日常では会食や飲食などによっ
て和らげようとすることが多いが、それは痛みのコントロール、まして癒しには
ならないことは共通に体験していることであろう。例えば、文章を書く際に食べ
物や飲み物はインスピレーションにはならず、借金や同僚との意見の相違による
重みを解消させようとする飲み会も解決にはならない。それらの問題を当分の間、
意識にのぼらせず隠しておくことができるだけである。

　スピリチュアルな痛みは気休めによってコントロールすることはできない。例
えば、「人間だから」、「皆が同じだ」、「いつか死ななければならない」、「考えな
い方がよい」、「忘れた方がよい」、「人間は皆、間違ったことをやっているので仕
方がない」などはスピリチュアルな痛みを和らげ、癒すことにはならない。特に
注意する必要があるのは善悪の相違だ。違反や罪を犯すことを一様に扱うことは
スピリチュアルな痛みへのコントロールではない。是は是、非は非という基礎の
上で良心の問題を取り扱うべきであることを強調したい。

CHAPTER-4──スピリチュアルな痛みの実例　095

前述した事柄からも分かるように身体的な痛みと違って、知的、社会的、心理的およびスピリチュアルな痛みの場合は「**痛みのコントロール**」よりも「**痛みからの解放や癒し**」という用語が的確である場合は少なくないと言える。重複するが末期がんの身体的な痛みのコントロールは、痛みの元を取り除かず──例：モルヒネはがんをなくすこと、がんからの解放ではない──こうした痛みを感じさせる機能（例：神経）を停止させる手段に過ぎない。知的、社会的、心理的およびスピリチュアルな痛みの場合はその痛みからの解放、いわば癒しが可能であり、もう一つの相違点は知的、社会的、心理的、スピリチュアルな痛みを克服するには、薬物や手術の手段は使用できないことである。

　以下はがん末期患者に対するまとめとして言えることであるが、それはあくまでも例に過ぎない[1]。

　・**身体的な痛み**の場合は「コントロール」
　・**知的な痛みや社会的な痛み、心理的な痛みや心と魂の痛み**の場合はコントロールだけでなく、痛みの原因からの解放が可能である

　痛みに対するケアと違って、知的な痛み、心理的な痛み、社会的な痛み、スピリチュアルな痛みに対するケアは痛みの元を直接に取り扱う行為である[2]。身体的な痛みのコントロールはプロの任務であり、知的、社会的、心理的、スピリチュアルな痛みはそれぞれのプロもしくは一般人の援助（例：相談やアドバイス）によって和らげられ、もしくはその問題の解決によってその痛みから解放してもらうことが可能である。WHO が強調しているように「多くの患者の苦痛は身体的な問題に限られているわけではなく、痛みの治療はいくつもの苦しい症状の一つに対する治療であり、身体面、心理面、社会面、霊的な（spiritual）面のすべてに対応する包括的な医療の一部を構成しているにすぎないと考えるべきである……。パリアティブ・ケアとは、治癒を目的とした治療に反応しなくなった疾患をもつ患者に対して行われる積極的な医療ケアであり、痛みのコントロール、痛み以外

＊1　痛みのコントロールはがん末期患者のみに限られていない。ここでがん末期患者を取り挙げたのは、WHO による痛みのコントロールが世界的に意識化されたからである。痛みのコントロールは難病やエイズなどにも同様に必要であり、当てはまるものである。
＊2　スピリチュアルな痛みの例：自由意志によって破れた約束から生じてくる良心の責め、あるいは運や平等でない現実に対する反抗。

の諸症状のコントロール、心理的な問題（苦痛）、社会面の問題、霊的な問題の解決がもっとも重要な課題となる[*1]」のである。

7.　痛みのコントロールの可能性

　近代的ホスピス運動および緩和ケア医療の専門的な研究による身体的な痛みのコントロールの発達は見事であるが、いまだ完全ではない。これらの痛みのコントロールに関するマスメディアの情報は、痛みに万全であるかのように報道しているために誤解を招きやすいが、現在でもがんで非常に苦しんでいる患者は少なくない。さらに身体的な痛みのコントロールより他の痛みのコントロールが困難を極めることは、日常生活を振り返ってみればマスメディアの報道を通さずとも明白であろう。例えば、借金や弁償、うつやアルツハイマー、ねたみや復讐、離婚や和解、死別や無職などから生じてくる痛みを、薬物や手術、各種治療法や相談などでマニュアルどおりにコントロールすることは、困難であるばかりでなく不可能に近いと言っても過言ではない。上述したように痛みのコントロールのポイントは、

　①その痛みの種類、原因や質などを明確にし、

　②患者に可能性があることとそのリスク[*2]を伝え、

　③患者の努力と協力を要請しながら、患者がもっているエネルギーを誘起し、

　④期待できることとできないことを明確に区別して（ごまかしや間違った希望を
　　起こさないように）、

　⑤患者が理解できるように痛みのコントロールの意味や内容を説明してあげることである[*3]。

　日常生活では身体的な強い痛みを“痛み止め”で処理しようとする。知的な痛みは研究、知人や他者の助言、カウンセリングなどによってなくそうとする。社会的な痛みは親戚や友達、コネや社会福祉などによって解決しようとする。心理

＊1　世界保健機関編『がんの痛みからの解放とパリアティブ・ケア』金原出版、5頁。

＊2　例えば、脳力の低下や破壊、薬の副作用（がんの化学療法 chemotherapy による吐き気、気分の悪い状態、髪の毛を失うことなど。がんの放射線療法 radiotherapy による副作用）

＊3　身体的痛みのコントロールとその他の痛みのコントロールの差。「痛みのみを対象にすること」対「痛みの原因を取り除くこと」。痛みのコントロールと症状コントロール（例：エイズやがんによって併発した他の病気）の差（93-95頁参照）。

CHAPTER-4——スピリチュアルな痛みの実例　　097

的な痛みは心理学、人間関係のトレーニングや訓練、あるいは遊び・飲食やたばこで整理しようとする。スピリチュアルな痛みは哲学や人間学、信条や信仰、儀式や宗教によって対処を図り、瞑想や黙想、祈りや礼拝、聖書読書、思考家や宗教家の助言で扱おうとする。

　身体的、知的、社会的、心理的な痛みはコントロールの可能性は高いが、スピリチュアルな痛みはコントロールするだけでは十分ではない。スピリチュアルな痛みの場合はその痛みの原因を取り除かない限り、その痛みは継続するのである（例：良心の責め）。

　そもそもパリアティブ・ケアのパリアティブの語源はラテン語の「pallium マント・コート」であり、その意味は「痛みを包む」ことによって和らげることである。その意味から言うと、身体的緩和ケアとは病気の元に対してお手上げ状態で、症状・シンドロームを和らげようとする行為であり、スピリチュアルケアとは心と魂に原因のある痛みを包むだけではなく、その痛みを追究し、できるならその原因を取り除き、癒す行為である。つまり心と魂の痛みを和らげる——マントに包む、だけの行為ではなく、その痛みの原因からの解放を目指し、場合によっては心と魂を癒すために、本人が意識しない痛みまで生じることがある努力でもある。

　それゆえに、身体的緩和ケアを受けて、身体的な痛みなしにがんと共に死ぬ・逝くことになりうるし、それに対してスピリチュアルケアによって、がんを持っていながら心の平安をもって逝くことにもなりうるのである。このような事情を把握するには「がんを持っていなくても心に不平をもつこと」と「がんと共に心の平安をもつこと」のどちらもが可能であることについて熟慮してみることは有益であろう。

8.　痛みのコントロールの種類と担当者

8-1　専門家による痛みのコントロール

　痛みのコントロールの正確な理解には、それぞれの痛みの次元によって根本的に異なってくる現実や状況を把握し、注意することが大事である。
・身体的な痛みのコントロールは薬物やマッサージ、身体的訓練や運動、アロ

表 4-7　痛みのコントロールとその担当者

痛みの領域	痛みのコントロール	担当者
身体的な痛み	薬物やマッサージ、身体的訓練や運動、アロマ療法などによる身体の痛みを和らげる行為	PT を含む医療スタッフやさまざまな療法師
知的な痛み	どうすればよいか、誰に相談し援助を願えばよいか、自分は果たしてどういう状況にいるのかに対して、その時々に応じた患者に必要とする的確な知的援助を与えられること	例えば、清掃担当者を含む医療スタッフ、身内、友人、他者など
社会的な痛み	在宅ホスピスケアの実現、社会福祉による経済的援助、尊厳死や遺言の作成など	主に医療ソーシャルワーカー、福祉職員、弁護士
心理的な痛み	人間関係、自己主張や自己の尊重など	主に臨床心理士
スピリチュアルな痛み	運や人間不公平による怒り、病気や死の否定や非受容など	主にスピリチュアルケア・ワーカー、宗教家

マ療法などによる身体の痛みを和らげる行為である。担当者は理学療法士
physical therapist（PT）を含む医療スタッフや各種療法技師である。

・**知的な痛みのコントロール**（例：どうすればよいのか；誰に相談し、援助を願えばよ
いか；自分は今実際にどういう状況にいるのかなど）を行えるのは、患者がそのと
き必要とする的確な知的援助を与えられる人（例：掃除の担当者を含む医療スタッ
フ、身内、友人、他者など）である。

・**社会的な痛みのコントロール**（例：在宅ホスピスケアの実現、社会福祉による経済的
援助、尊厳死や遺言の作成など）の担当者は主に医療ソーシャルワーカー（MSW）、
福祉職員、弁護士などである。

・**心理的な痛みのコントロール**（例：人間関係、自己主張や自己の尊重など）の担当
は主に臨床心理士である。

・**スピリチュアルな痛みのコントロール**（例：運や人間の不公平による怒り、病気や
死の否定や非受容など）は主にスピリチュアルケア・ワーカー、宗教家などの領
域である。

以上の事柄をまとめると、**表4-7** ようになる。

知的、社会的、心理的、スピリチュアルな痛みは、それぞれの専門職もしくは一般人（相談、アドバイスやヒント）による援助によって和らげられること、あるいは問題の解決によってその痛みから解消されることも可能であろう。

8-2　一般人の独学による痛みのコントロール

専門家でもないかぎり「痛みのコントロール」というような専門用語は使わないが、それでも多かれ少なかれ生活の知恵として痛みの対処をしている。下記の事柄はその事実を物語っている。

- 「痛い！」と叫んで転んだ幼児の額に、つばをつけることによって子供の痛みを和らげる母親は痛みのコントロール、もしくはその痛みを**取り除いている**
- 自信を失った同僚に「あなたは大切な方」と真心から呼びかけることは癒しの力をもつ
- 「許します」ということばは相手の心の痛みを**取り除く**
- 「**命の源や、その人が病の床にあるとき、支え／力を失って伏すとき、立ち直らせてください**[1]」と超越者への祈願によって痛みを**堪え忍び**、もしくは**取り除いてもらうこと**

（1）山下京子氏の例

山下京子氏は殺された娘彩花さんによって心の病を取り除かせてもらった[2]。山下氏が言う。

　　私は、彩花が亡くなったあとに起きた、月の一件を話しました。
　　事件から半年ほど経った9月のある夜、私は自治会の会合の帰り道、誰かに呼び止められた気がしました。
　　誰かに呼ばれたらうしろを振り向くはずなのに、私はまっすぐに夜空を見上げていました。そこには、今までの人生で見たこともないほど美しい、陶器のように艶々としたお月さまが、私を優しく見下ろしていました。

＊1　『旧約聖書』詩編 41:4。
＊2　1993年3月、神戸連続児童殺傷事件で長女の彩花さんを亡くす。

あまりの美しさに私はその場に釘づけになり、動けなくなりました。じっと見つめていると、不思議なことに「あっ、あれが目、あれが口」と彩花の顔に見えるではないですか。それも、とびきりの笑顔に。

（スピリチュアルな出来事：内面的声による癒し）

そして次の瞬間、何の脈絡もなく、

「お母さん、私は大丈夫。だから、もう人を憎まんでもええんよ」

という彩花の声が、胸にズシリと響きました。それは耳に聞こえてきたのではなく、命に飛び込んできたという感じでした。

その頃の私は、憎しみと怨みに支えられて生きていたといっても過言ではないでしょう。鏡に映った自分の顔。どんなに笑い顔を作っても、決して笑ってはいない、怖く悲しい自分の瞳。そんな目を見ることが、また新たな悲しみを呼び覚ますという悪循環の地獄の中で、私は「誰か助けて！」と、声にならない叫び声を上げ、もがき溺れていました。

そんなときに、この不思議な月の一件が起きたのでした。

他人からすれば、偶然だとも、妄想だとも思われるかもしれません。医学的に私たちの心の状態を解説しようとする人もいるかもしれません。

でも、そんなことはどうでもいいのです。

苦しみのどん底にあった私たち夫婦は、この日を境に温かい心を取り戻していけたのですから[1]。

（2）患者自身による独学の痛みのコントロールの例

患者自身がさまざまな痛みのコントロールを、心構えや思考、意志や使命感から生じてくる目標、知恵や理性、生活の体験、勉強や研究[2]、閃きやインスピレーション、信条や信仰などによって行っている。自己の痛みのコントロールが重要な意味をもっていることを忘れてはいけない。スピリチュアルな痛みのコントロールおよびスピリチュアルケアは、最終的にはセルフケアが中心課題になる。本人が主役である。人は一人で、すなわち自力で逝くからである。もし患者自身

---

[1]　山下京子『彩花が教えてくれた幸福』ポプラ社、114-116 頁。

[2]　ダウン症の子供の誕生によってショックを受けた父親は、その情報をインターネットで集め、この子供を受容できた。

が「先生、楽にさせてください」あるいは身内の人が「先生、楽にしてあげてください」と願うなら、新たに検討する方がよい。患者自身のスピリチュアル（内面的な）パワーを信頼する必要があるのではないか。

・48 歳で、ステージⅢの悪性の乳がんという診断を受けた原野文子氏のこと。本人はがんに関する資料を集め、自分の生き方から考えてがんに対する対応を決めた。「今の化学治療は、治療の過程だけで私はダウンしてしまう」という判断をし、ハスミワクチンと漢方薬、無農薬野菜や民間治療のびわの葉温灸のようなものを自分なりに取り入れてやってきた。彼女は自分の日記を書くことによって自分の歩みを明確にでき、「終わりでなくて人間の完成を目指し、最後まで見つめていきたい[*1]」と考えた。本人は進んでホスピスに入院し、最期の日々を読書や音楽を聴くことで過ごすつもりだった。だがスタッフが自発的に祝ってくれた誕生日の祝い（心の配慮）によって、病室のドアをできるだけオープンにし、他者を相手にすること（心の配慮）で自己の痛みのコントロールを実践した。本人には「死に場所と思って来たホスピスが生きる場所になった[*2]」。

・がんでもう手術ができないと言われ、ホスピスに入院し、昼夜を問わず何かの気づきがあるとき、それを書き続けた 50 代の女性。「偶然は必然」を悟り、「締めくくりの場所をメソメソしたものでなく『お先にね』という感じにしたい」と最期まで"生きていた"人であった[*3]。

・「この（知的障害児の）二人の子供は私に授けられた者です（私は彼らのことを恥ずかしいと思っていない）」という母親の独自の痛みのコントロール。

・信仰によって痛みを「十字架を背負う」こととして受容し堪え忍ぶ（キリスト者）。

・**「私は申します。『主よ、憐れんでください。あなたに罪を犯した私を癒してください[*4]』」あるいは「主よ、その人が病の床にあるとき、支え／力を失っ**

---

*1　原野文子『聖心・唯識』臨床パストラルケア教育研修センター、59-60 頁参照。

*2　同、59 頁。

*3　彼女のメモ書きは本人のイラスト付きでホスピスボランティアのサポートによって旅立つ前に出版された。馬場誠子『悩みつつ生きて、「癌」と出会って』、『こころの旅　馬場誠子作品集』熊本イエズスの聖心病院、2003 年。

*4　『旧約聖書』詩編 41:5。ドイツ訳は「憐れんでください」ではなく、「癒してください」。

て伏すとき、立ち直らせてください*¹」という超越者への叫びで痛みからの解放を祈願することによる力付け。
- 「昔（1960年代）私たちは怪我に絆創膏を貼りプレーをし続けた。今のプロは同じことですぐ交代してもらう」とドイツのサッカーの元スター選手*²。

締めくくりとして言えることは自己自身による学び、言わば自律による痛みのコントロールは実に豊富にあるのである。

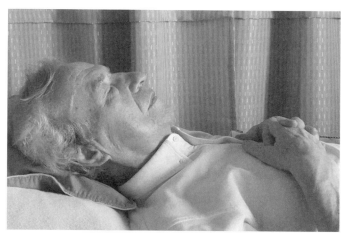

日々の瞑想

---

* 1　『旧約聖書』詩編 41:4。
* 2　ドイツの元名サッカー選手ウーヴェ・ゼーラー Uwe Seeler 70 歳の誕生の祝い（2005 年）。

Ⅲ　スピリチュアルな痛みのアセスメント

1. スピリチュアルな痛みのアセスメント

　WHO 世界保健機関は「霊的なニーズのアセスメント（評価判定）」を推進している。一部を紹介する。

　　「霊的な側面から患者の人生について問いかけるべきである。この領域の問題を漠然と感じているだけの患者がいる一方、かなり大きな脅威を感じている患者もいる。問いかけは、温かく優しく、患者自身がもつ価値観や信念を十分に尊重しながら行い、同時に患者がこの問題について黙っていたい権利をもつことも尊重しなければならない（105）。

　　神についての患者の考え方を知るには、**宗教や神が患者にとってどんな意味があるか問いかける。**もし意味があると答えたら、簡単に話してもらうとよい（106）。**希望や力の根源がどこにあるかに焦点を当て、**例えば、『助けが必要なとき誰に求めますか』と質問することも、この領域のケアを始める契機になる。

　　中にはケアの実施の邪魔となる宗教行為をする患者がいるので、**患者の宗教行為について質問しておくことも大切である。**霊的な面での信念と健康状態との関係に焦点を当てた質問も役立つ。例えば、『発病したことが、あなたの信念や宗教行為に何か違いをもたらしましたか？[1]』」

　スピリチュアル・ニーズやスピリチュアルな痛み、スピリットやスピリチュアルケアについて、近代の日本の西洋的な医療界には伝統がなく理解にも乏しいため、包括的な医療が実施されているとは言い難い。こうした理由で医療界をはじめ、医療保険や厚生労働省はスピリチュアルケアのメリット、いわばその結果を証拠・エビデンスとして求めている。この求めは基本的には自然であるが、他の

---

[1]　世界保健機関編『がんの痛みからの解放とパリアティブ・ケア』金原出版、48-49 頁。太字は筆者。

医療行為のエビデンスとは異なっている。というのは心や魂（スピリチュアル）の中身は物質的な要素ではないので目で確かめられるものではなく、精密な機械で測定することもできない事柄である。その上、患者とスピリチュアルケア・ワーカーは絶対的信頼に基づく関係であり、守秘義務によって他の医療スタッフと分かち合うことが極めて限定されている。この領域は人間存在に関する基本的な実存的課題（例：死生観・人生観・歴史観・社会観・倫理観や道徳観など）から信仰・信条や宗教的な行為（例：礼拝・懺悔や告白など）まで幅広いものである。スピリチュアルケアにおける守秘義務は、カウンセリングよりも重要である。

　以上の問題点を踏まえた上で、スピリチュアルケア・ワーカー自身が的確なケアを提供できるようにするためには、スピリチュアルな痛みのアセスメントを実施することこそが有意義な行為だと思われる。

2. スピリチュアルな痛みのアセスメントの文書化

　上述したようにスピリチュアルケア・ワーカーは、Gのスピリチュアルな痛みに対応できるようにGのスピリチュアルな面に関するデータをまとめる必要がある。さらに、スピリチュアルケアは個人ではなくチームプレーであるため、文書化は仕事上の必要条件になる。

　包括的ケアはプロのチームケアである。そのためにスピリチュアルケア・ワーカーは、まず他のスピリチュアルケア・ワーカーと相互に交流をもち、さらに医療チーム全体との交流をもつべきである。それにはGの最小限度のスピリチュアルな痛みのアセスメントが不可欠な手段になるであろう。守秘義務を意識しながらGのスピリチュアルな痛みを文書化し、他の医療スタッフに提供できるように準備しておくべきである。スピリチュアルな痛みのアセスメントはそのために活用できる手段になる。

3. スピリチュアルな痛みのアセスメントの形式

　スピリチュアルな痛みのアセスメントにはいろいろな形式（試み）があるが、スピリチュアルな事柄と心理的な事柄を混合させた形式（内容・中身）があることを念のために言い添える。スピリチュアルな事柄と心理的な事柄の内には観点

の違いで両者に属している事柄も少なくないが、領域はできる限り明確に区別する必要がある。というのはスピリチュアルケア・ワーカーと臨床心理士の仕事の範囲は分離すべきであり、また職業倫理上の課題でもあるからである。

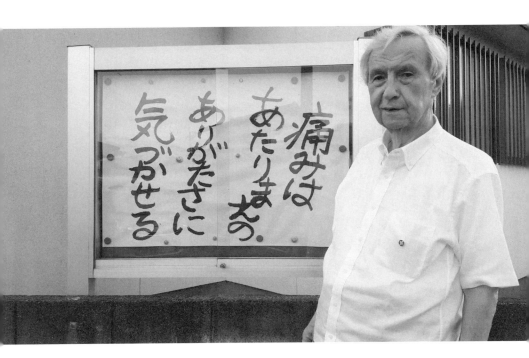

106

CHAPTER-5

医師や信仰／宗教による
スピリチュアルな痛み

スピリチュアルな痛みはその人の人生に深く関わるものであり、職業による特徴が見られるのは当然である。その職業の在り方を知ることは、スピリチュアルな痛みを的確に捉え、ケアをすることの助けになる不可欠な条件である。社会制度による職業の選択が可能な場合では、使命や天命が専業主婦を含めた職業やライフワークの元でなければ、燃え尽き症候群や転職を繰り返す結果になりかねない。医師や宗教家であればなおのことである。命を育むことに関して母親は第一人者であり、医師と宗教家はその次に並ぶものであろう。彼らは日常で生きることと死ぬこと、"to be or not to be" という実存的な課題に関わっているからである。本物の医師と宗教家であれば、自身が心と魂の痛みをもち、煩っている人間であることを忘れてはならない。ここで医師と宗教家のことを取り上げたい。

1. 医師のスピリチュアルな痛み

1-1 ヒポクラテスの誓い

医師は医師になるときに、ヒポクラテスの誓いすなわち命を大切にすることを誓う[*1]。このように「生命を救うこと、危害を加えないこと」を誓うにもかかわ

[*1] 医の神アポロン、アクレピオス、ヒギエイア、パナケイア、およびすべての男神と女神に誓う、私の能力と判断に従って、この誓いと約束を守ることを。この術を私に教えた人をわが親のごとく敬い、わが財を分かって、その必要ある時助ける。その子孫を私自身の兄弟のごとくみて、彼らが学ぶことを欲すれば報酬なしにこの術を教える。そして書きものや講義その他あらゆる方法で私のもつ医術の知識をわが息子、わが師の息子、また医の規則にもとづき約束と誓いで結ばれている弟子どもに分かち与え、それ以外の誰にも与えない。
- 私は能力と判断の限り患者に利益すると思う養生法をとり、悪くて有害と知る方法を決してとらない
- 頼まれても死に導くような薬を与えない。それを覚えさせることもしない。同様に婦人を流産に導く道具を与えない
- 純粋と神聖をもってわが生涯を貫き、わが術を行う
- 結石を切りだすことは神にかけてしない。それを業とするものに委せる
- いかなる患家を訪れるときもそれはただ病者を利益するためであり、あらゆる勝手な戯れや堕落の行いを避ける。女と男、自由人と奴隷の違いを考慮しない。
- 医に関すると否とにかかわらず他人の生活について秘密を守る
- この誓いを守りつづける限り、私は、いつも医術の実施を楽しみつつ生きてすべての人から尊敬されるであろう。もしこの誓いを破るならばその反対の運命をたまわりたい

「http://www.kanazawa-med.ac.jp/mic/rinri/hippocrates.html 」から、医史学者・小川鼎三元東京大学医学部教授の翻訳によるヒポクラテスの誓いを引用する。この文言は、古代ギリシャのコス派の医者の文書を中心に編纂されたヒポクラテス全集の中にある。成立はヒポクラテスの時代よりも下り、この文言もヒポクラテス自身が述べたものかどうか、疑問視されている。

らず、医学の発達した現代社会においては、医療を行っていく過程で自分が納得できず承諾できない機会とぶつかる。「婦人を流産に導く道具を与えない」ことや、「死に導くような薬は頼まれても与えない」とは、中絶や安楽死への幇助、「純粋と神聖をもってわが生涯を貫き、わが術を行う」とは医師が不道徳的行為を防ぎ、特権的な立場から生じてくる誘惑に抵抗すること（例：製薬会社からのプレゼント）などはその具体例である。それらは医師に大きなスピリチュアルな痛みをもたらすことになるのではないか。

1-2　現代の医学を取り巻く状況

（1）人工妊娠中絶や試験管による受胎

・研修医時代、お産に立ち会った。子どもの誕生という神秘に立ち会ったのに、産んだ親と共に喜び合う時間がなかった。喜びを共にかみしめる間もなく次のお産に立ち会わなければならない。喜びの中にもスピリチュアルな痛みが存在した。

・現代では産婦人科で中絶を取り扱っていない大学病院はほとんどない。中絶を否定している一人のドイツ人の女子医学生は、中絶を行っていない病院を見つけるためにスイスまで行かなければならなかった。

・（現代の産婦人科では、命を育むより新しい命を脅かす方が多いので）「産婦人科の医師にならなくてよかった」と語った、ある知り合いの大学病院内科教授の発言が著者の記憶に残っている。

　「産婦人科で『おめでたですよ』と言われたとき、それはそれは天にも舞い上がるほど嬉しくて。その後、帰宅した夫に子供ができたことを伝えると──『オッ……』夫はことばにならない声を発しながらも顔がニンマリ。早速、夫のご両親に電話で報告をしてから、母には『おばあちゃんになるよ』と伝えました」と白井のりこ氏が初めての妊娠で感激された[1]。

　白井のりこ氏のように喜ぶ人もいれば、いろいろな都合で喜べずに人工中絶を医師に依頼する人もいる。命を育て、命を救うために医師になった人々にとって、

---

*1　白井のり子『典子 44 歳　いま、伝えたい』光文社、119 頁。

命を絶つことが心の痛みになるのは想像に難くない。産婦人科での堕胎に協力することは、手伝い、その技術を学ぶことは、重大なスピリチュアルな痛みの元になる。胎児期の診断による選択、人工授精、代理母の出産の問題もそうである。最近の出来事をみても、日本における人工妊娠中絶の件数は平成 29 年度の厚労省の統計によると、年間 16 万 4621 件であり、全国で 1 日平均 451 件、3 分 12 秒に 1 件の割合で中絶が行われていることになる。

　子供に恵まれるには性はもう要らない。2003 年に北アメリカだけで 50 万の冷凍されている試験管胎芽がいた／あった（?）。そして人工的に作られ冷凍されている胎芽を、代理人の女性の子宮に着床されるように待っている、多くの女性がいるという[1]。その上「いつから人間であるか」が基本的な議題になっていることも、スピリチュアルな痛みを増加させる重大な要素である。

（2）安楽死

　1983 年に、アメリカミズーリ州で交通事故に遭い植物状態になったナンシー・クルーザンさんの両親が、1986 年に娘への栄養・水分補給の停止を求めて裁判を起こした。1990 年 12 月 14 日、再審理の末、巡回裁判所でそれらの停止が認められ、同 26 日に死亡した。その後 2001 年にはオランダ、2002 年 5 月ベルギー、続いて米国のオレゴン州やオーストラリアの北準州で安楽死[2]が法律によって許可された。スイスでは、「Dignitas[3]」や「Exit」といった安楽死を実行する法人ができ、ヨーロッパから来る安楽死を望む人々に安楽死をさせてくれる[4]。

（3）セデーションについて[5]

　命は与えられたもの・授かったものだ。自身の命を絶つ権利や資格は人にはない。死について医学上の身体的死（心・肺停止）以外はよく分かっていない。

　WHO はがん末期で苦しむ患者には、全人的ケアを受ける権利があると述べ

＊1　インターネットより検索「frozen embryo USA」
＊2　「安楽死とは患者がかかっている病気によってではなく、医者によって死に至ることであると、端的にあらわすことができます」（インターネット「japanlifeissues」2008 年 5 月 17 日）。
＊3　Dignitas＝ラテン語「尊敬」。
＊4　2007 年 11 月、チューリッヒでの Dignitas の事務所が閉鎖されたとき、二人のドイツ人は Dignitas の援助で高速道路のパーキング場の車内で安楽死された。
＊5　ある病院勤務の整形外科科長からの報告。sedation とは（鎮痛剤による）鎮痛作用［状態］。

ている。また、がんの疼痛緩和療法として、鎮痛剤の段階的な治療法を示した3段階除痛ラダーと、痛みの強さによる鎮痛薬の選択、そして治療の際の5原則を提唱、経口摂取できるか否か、腎障害があるか無いかで、各オピオイド（麻薬系）鎮痛薬の使い分けなどを示している。それは人の命はかけがえのない大切なものであり、人が死の直前まで成長する可能性があるゆえに、できる限り人格的活動が可能なようにとの配慮であり、決してセデーションを勧めているわけではない。

　日本では、セデーションは次のように説明されている。「セデーションとは、意識レベルを落とすことによって、苦痛を感じなくさせる治療のことである。なお、苦痛とは、……全人的苦痛のことを指す。セデーションを倫理的問題として取り扱う必要性について、確実に苦痛を感じなくさせるメリットがあるとはいえ、意識レベルを落とすことにより、同時に患者を人格的活動から遠ざけるというデメリットも伴うため、そのメリット・デメリットをどう評価するかに関して、倫理的配慮を要する[1]」

　日本でセデーションが行われている理由として、本人の希望（苦しみたくない、家族に迷惑をかけたくない）、家族の希望（経済的理由、見ているのが苦しいから）、医療従事者の内心（本人・家族の希望だから。苦しまれるのを見ているのが辛いから）などを取りあげている。

　このような理由が、命を絶って良いという理由には決してなり得ない。社会や生活の中では、見えないもの（スピリット）の存在は無視される傾向が強い。気づき、閃き、脳の思考回路を通らない心の感じ、心への響き、意図せぬ行動、臨死体験の話、などはいずれも見えない世界の証であるのに。

　死を前に痛みや苦しみがあっても、人格的行動ができれば、自身の人生を肯定できたり、すべてを許せたり、成長する機会がある。セデーションは、単に苦痛を取る治療ではなく、気をつけなければこれらの全ての可能性を奪ってしまう殺人行為となってしまう恐れがある。

　このように緩和医療（セデーション）、血液製剤による薬害HIV感染やC型肝炎の発症、臓器移植、それに伴う脳死の問題、クローン技術、高度医療の結果、助かった命が重い障害と共に生きることを余儀なくされる例など、ヒポクラテス

＊1　東札幌病院 臨床倫理委員会、1997年9月2日（インターネット）。

の誓いと矛盾するようなことが起き、医師たちは重い決断に迫られる。その決断のために日々、コミュニケーションを取り、その人の人格を奪うことなく行える努力の積み重ねをしつつ、それと向き合わなければならない現実がある。

2006年、淀川キリスト教病院が前年までの7年間に、重い病気で治る見込みがなく、死期の迫った8人の赤ちゃんの延命治療を中止していたことを明らかにした。富山県射水市の射水市民病院で、終末期医療の患者7人の人工呼吸器がはずされ死亡した問題。腎臓売買の患者・提供者の逮捕、その後手術をした医師によって病気で摘出された腎臓が移植された問題などが出てきている。

1-3　医師のスピリチュアルな痛み

日々の医療活動のなかでの、医師たちのスピリチュアルな痛みを**表5-1**に示す。医師のスピリチュアルな痛みを理解するには次のことを真剣に考えればよい。

「例えばあなたが医師として病棟で働いているとき、ある日A患者の所へ行くと、B患者の点滴が下がっていた。取り違えていると思った。そこで、あなたは間違っていることを患者に伝えるかどうか」

表5-1　医師のスピリチュアルな痛み

医療の限界と無力

・患者がよくなることを願って治療に関わっているにもかかわらず、いっこうによくならないような場合、患者がよくならないのは医師として自分が非力であるからだと感じてしまうとき

・手術の失敗はあってはならないが、実際には避けられない場合
　①先天性の奇形を持って生まれた新生児は放置すれば死に至る。しかし手術をすれば少なくとも死は免れる。その子は生涯重い心身障害児・者として過ごすことになるとき
　②何もしないでくれという家族の希望にもかかわらず、手術後のその子の将来が分かっていながら手術を行ったとき

・あらゆる努力をしても、苦痛が完全に取り除けず、患者は納得して和やかな顔を見せてくれるが、本当は辛いだろうなと感じるとき。これは本当に辛い。自分の非力を感じる。患者から癒される。

- 手術後再発し、切除不能で化学療法などのすべての抗腫瘍対策に反応しなかったとき
- がん末期の状態が初め穏やかでも、ある時期から急速に悪化していき、本人にそれを正確に教えてあげることができないとき。現代においても、告知の難しさがある。その人らしく、人格、尊厳を敬う時、知らせるべきか否かの大きな問題となる
- 家族の反対にあい、病名告知ができずにいたとき、共存して生きるのは家族ではなく患者であることが、しばしば忘れられてしまう
- 自分が患者のためと思ってした治療、例えば血友病のための血液製剤を投与したことによるHIV感染。感染症患者が重荷を負い続けているとき
- 重症心身障害児が、最重度の重症心身障害者施設に移ったとき愕然とし、彼らに何もしてあげられない無力さを感じたとき
- 植物状態の患者に対して、どこまで濃厚な治療をすべきか常に悩むこと

病院経営上の問題

- 薬剤を使用することが患者に有益であることを知りながら、病院経営上の理由で使用が制限されるとき
- 脳の血管性疾患のためにほとんど植物状態の人に、経管栄養を続けるとき
- このような人に肺炎の治療を控えた方がよいかもしれないと考えつつも、結局薬を使うとき
- せっかく信頼関係ができた患者を、医療制度のために（長くなると診療報酬が減る）他の病院に転院してもらうとき
- 平均在院日数を短縮するため（長くなると診療報酬が減る）、退院を望まない患者（その家族）に退院してもらうとき
- 脳内出血やくも膜下出血を手術し一命は取りとめても植物状態になる例がある。それに対するリハビリを含む治療を続けたいが、病院の経営上の問題から、心ならずも家族に転院を迫るとき
- 必ずしも有効とは言えない無駄な検査および治療（日本の医療制度の問題点でもある）

医師自身の苦しみ

- 患者の悲しみに触れ、思いがけず涙を流してしまったときに、自分は医師とし

て不適格者ではと思ってしまったこと（治療者自身が、自分の苦しみを受け入れることが必要）

・死を悲しんでいる家族に病理解剖を依頼するとき
・信頼している患者と退職のために別れを告げなければならないとき
・尊敬している先輩医師の病弱な姿に接しなければならないとき
・自分自身が年老いて、若いときのように患者のために働けなくなったとき
・患者やその家族に誤解されて、理解を求めることができないとき
・患者の自死（自殺）：患者に自殺されることは大変辛いこと
　　①原因不明の激痛を取るために、脳や脊髄の手術を多数行ってきたが、中には手術で痛みが取れない人もいる。そうした患者の一人に退院後自殺された。
　　②難治性てんかんに対する外科的治療の目的で入院してもらった患者が、検査で手術不能と診断され、そのことを告げたところ、屋上から飛び降り自殺をされた。
・神経難病と人工呼吸器：筋萎縮性側索硬化症（ALS）で呼吸筋の麻痺による呼吸困難に陥った患者に人工呼吸器をつけるべきか否かで、院内で医師の意見が2つに割れて収拾がつかず、副院長として決断を迫られたとき。
・尊厳死を希望する患者と家族
　　①老人病院には、脳血管障害後の植物人間や重症の痴呆患者がいる。脳出血後に植物状態になったある女性の患者の夫から、「われわれ夫婦は、元気だった頃、そうなったら殺してほしいと話し合っていた。今、私は妻に対して約束を履行しなければならない。尊厳死させてあげてほしい」と頼まれたが、それを断ったとき。
　　②拒食に陥った痴呆の患者に、主治医が鼻腔カテーテルによる栄養補給を行おうとしたところ、その娘さんが「父は、正常なとき尊厳死を希望していた」と言って、経管栄養を拒否した。それに対して娘さんを説得しなければならなかったとき。
・痴呆患者の拘束：痴呆患者を拘束することは禁じられているが、現実はそう甘くない。治療のための点滴を抜去してしまう人には、心ならずも四肢を拘束せざるを得ないときがある。また車椅子に上手に座っていられない人には、腰を固定する必要がある。すべきでないことは分かっているが、しなければならないジレンマに苦しむとき。
・看護・介護の理想と現実：老人病院では、大勢の患者を限られた数の看護師・

介護者で看ている現実がある。患者の中には痴呆でない方もいるが、その人たちがナースコールを押してもなかなかスタッフが来ない、取扱いが乱暴だと苦情が出る。スタッフにはいつも言っているが理想的な看護・介護を実行させるのは難しく、心の痛む問題である。

・身内からの援助の善し悪し：病状の進行した脳腫瘍の患者が、仕事を中断してまで介護してくれる息子に、抱き上げられて大変喜んでいた。しかし最近ではまったく反応しなくなってしまった。息子は看病疲れで、家族も皆イライラして共倒れ寸前になった。

・高齢の方が脳梗塞などの重大な病気で入院され、治療の結果、急性期の治療を終えても、かなり日常生活に障害を残すことがある。そのようなとき、家に引き取ってくだされば訪問看護や訪問診療で医療サイドが関わり、さらにヘルパーや入浴サービスなどの介護システムを利用して十分患者・家族をサポートできるのに、家族に拒否された。

1-4　スピリチュアルな痛みとともに生きる

スピリチュアルな痛みとどう向き合ったのか。A医師の体験を次に示す。

数年間勤めた○○大学病院での出来事である。そのとき事件が2つあった。ちょうど40歳を過ぎたばかりであり、人生の厄年ってこういうことなのかと思った。

1つ目の事件。ある大学病院で起きたことである。指導している中堅医師と若手医師との間でトラブルが起きた。指導している医師はどんどん業績を上げているが、若手の医師はそれを実験結果を膨らませて発表していると告発したのである。大学内で大きな事件になり、結局両者は大学を辞める結果となった。これは競争社会の現れで、一方は業績を上げて地位を築きたいのに、もう一方は真摯な研究をしたいということである。A医師はこの中堅医師とも親しくしていた。

2つ目の事件。A医師にとってよりショックな事件であった。80歳前の女性がA医師の外来に「便が出ない」と訪れた。A医師の診察に来る前に、

高血圧の外来にかかっていた。ところがその外来のC医師は「便秘ぐらいで○○病院に来るものではない」と言って、お腹も触らずレントゲンも撮らずに下剤を1ヶ月分処方して帰してしまった。それから1週間ほどして、患者は再びその医師のところへ家族と共にきた。「やはり便が出ない」と。その時も、C医師は再びろくに診察もせず前と同じ下剤を2週間分処方して帰した。それから1週間後、どうしてもお腹が張って苦しいからと消化器内科へきたのだった。A医師がお腹を触るとカチカチであり、浣腸をしても便は出てこない。これは入院させねばと思ったが○○病院には空き部屋がなかった……。それではとA医師が親しい医師のいる○○病院を紹介し即日入院した。その夜、入院先の主治医から電話があった。（悪い予感がしたが）「入院した患者は、その夜、突然血圧が下がりショック状態になった。大腸に便が詰まってパンパンになり、大腸が破裂した。糞便性腹膜炎になっていた。手術したら大腸がんがあり、通過障害をきたし便が詰まっていた」という報告であった。

　A医師はこれらの事件を通じ、「○○大学病院とは一体何なのだろう。こういうところで教育される医師はどうなるのだろう。このままでは日本の医療は駄目になる」と深く反省した。

　A医師の痛み。今の社会は競争社会であり、競争のために生きている人がたくさんいる。自分は今までのような研究（動物実験や細胞研究）を止めようと思った。ちょうどその頃大きな動きがあったのは「脳死」のことである。A医師は父親の代から○○教の信者である。教主が先頭に立ち脳死は人の死ではないという運動を始めていた。街頭に立って70万人の署名を集め厚生労働省に提出していた。

　A医師の頭の中では、大学病院で働くということは科学を信じるということであり、欧米では科学の名の下に脳死臓器移植をすすめている。しかし、信仰する宗教では脳死を否定している。そのジレンマにどうしたらよいのだろうかと考えた。A医師は大学病院で講師をしていて、業績を上げれば教授になれる位置にいた。大学の多くのスタッフは脳死を認め、「脳死臓器移植」を推進している。もし反対すれば、教授会などで多くの反対論者に攻撃を受けるだろう。

この時、A医師は脳死について一所懸命に調べようと考え、100冊以上の本を読んだ。その結果、思いもよらぬことが分かった。「脳死は本当は人の死ではない。けれど、もうすぐ死ぬ人だ」ということである。そして「もうすぐ死に逝く人の臓器を、これから社会に役に立つだろう人に移植することは、社会全体にとっては良いことだ」という思想が根底にあるということに気がついたのである。「脳死は人の死ではないということは、ほとんどの医師が思っている」とアメリカのトゥルオグという人が書いた論文に書かれていた。この論文は、脳死が本当は人の死ではないという点までは、A医師と同意見だが、結論は逆の方向に行っていた。「脳死は止めよう」というタイトルの論文であるが、トゥルオグの結論はどうせなら植物状態の人も臓器移植に利用できるようにすれば、移植のための臓器が充分に確保でき、社会にとって有益であるというものであった。つまり、現状認識は同じでも、結論は反対だったのである。A医師は、現在も脳死に反対であるという立場を取っている。これは大学病院での出世は諦めても良いという判断でもあった。しかし、A医師は現在もそれが正しい判断だったと思っている。

　このような大きなスピリチュアルな痛みのなかで働いている医師たちには、患者を治療するためにも、自己のスピリチュアルな痛みに気づき自分自身のスピリチュアルケアをする必要性は大きい。それは同時に患者へのスピリチュアルな痛みへの気づきにつながっていく。

1-5　医師の自死

「医師の自殺率は、他の職業の人より高いようである。イギリスの医師の自殺についての記事がある。『若い医師の自殺が多い。高齢者の自殺率は、一般市民と比べて2、3倍高い。イギリスのNHS[*1]の管轄下にある病院で働く女性医師の自殺率は、一般女性の場合の2倍である』。また、同書によれば医師は、そのストレスにより、薬物やアルコール依存、精神疾患（不安や抑うつ）、夫婦間のトラブルがあるという。日本の医師の自殺率についての統計のデータを入手してい

＊1　NHS: National Health Services は英国国民保健機関。

CHAPTER-5——医師や信仰／宗教によるスピリチュアルな痛み　117

ない。乱暴かもしれないが、2003年の医師の自殺数79人であるが、これを医師総数約25万人で割ると、医師1万人当たりの自殺率は、3.16人である。2003年の全国の自殺者数、3万4427人を当時の全国人口の1億2682万人で割ると、1万人当たり、2.71人となる。医師の自殺率は、一般市民より高いようである。就業人口で比較すると、もっと高い率になるだろう＊1」

　自殺を招くうつ病に詳しいはずの医師でも、うつ病となり自殺する。はっきりした統計がないが、2000年代に入ってから90年代の医師の過労自殺が労災と認められた報道がいくつかなされた。朝日新聞の記事によれば、その医師は過労によるうつ病で自殺をしていた。医師の仕事は今、治療だけではなく多岐にわたっている。そのような中では患者の治療に当たるだけではなく、自分自身の肉体・精神・スピリチュアルな面におけるケアが重要になる。

　医師のうつ、過労死や自死に導くストレスとして、次の要素を取りあげている。
・ミスの許されない仕事であること。
・学問の進歩が著しく、トップレベルの技術を維持するには、並々ならぬ努力を要すること。
・多くの人のチームとしての仕事であり、スムーズな人間関係を保つのに配慮しなければならないこと。
・患者の症状が悪化したり、死んだりする場合も多いこと

この理由の中には生と死を含む人生の意味や意義、心と魂を強め満たすような健全な哲学や人間学、信条・信仰や宗教の基本的なスピリチュアルな要素がないことを原因として取りあげているものは見当たらない。苦しむこと・死ぬことと死、医療そのものを含む人生の意義や意味について考えないならば、医師として勤め難いのではないか。医療従事者にはスピリチュアルな生き方が要求される。

2. キリスト教信仰・宗教によるスピリチュアルな痛み

　信仰に基づく宗教はスピリチュアルな要素であるが、それらを生きる過程で生じてくる痛みは少なくない。著者はキリスト教徒であり、他の信仰に関して専門ではないので、ここでは主にキリスト教徒の苦難になる事柄を紹介する。読者が

＊1　(1) 2008年5月17日、http://blog.canpan.info/jitou/archive/1096。(2)『お医者さんに効く！ストレス解消ハンドブック』じほう、145頁。(3) 同、40頁。

他の信仰や宗教に慣れ、あるいは触れていても、ここで取りあげられている事柄が、自身の信仰や宗教によって起きてくる痛みに気づく刺激になることを望む。

著者は2001年9月11日、ニューヨーク世界貿易センターテロの事件から、イスラム教と宗教について考え、反省し続けている。例えば、信仰や宗教から生じてくる原理主義（聖典の言葉どおりを信じ実行すること）は、現実を理解する理性を無視し、信仰のみに頼ること、自分の信仰生活のあり方の改善のためには、信仰の理解や解釈の新たな研究が必要であることなど。信仰や宗教の理解は世界の平和のために不可欠な要素であるからである。

2-1　キリスト教徒のスピリチュアルな痛み

信仰・宗教は、生きるための力・支えとなることは知られているが、反面、信仰者にとってスピリチュアルな痛みの元となることもある。いくつか例を挙げる。

(1) 聖書と身体的、社会的な痛み・ハンディと標準 (norm)

聖書には身体的な病、社会的な病からの解放の記事、いわば奇跡が載っている。この記事は望まれる社会の状態に回復させるものであり、社会がハンディをも標準であると受け取れるような刺激を与えるものではない。

車椅子生活を送っている女性の神学者[1]は、「（人間が）標準になること、それがすべてであろうか」という記事に障害者である自分自身の叫びを述べている。というのは、新約聖書の身体的な病気からの奇跡的な癒し、いわば「奇跡」とは標準を賛美しているのではないか。健常者が望んでいる状態を強化するものではないか。彼女は聖書にとって、一生障害から解放されることのないハンディのある人は異常な人間であろうかと叫んでいる。

ちなみに、著者自身はこの記事に出会うまでに、こうした新約聖書による「標準」について、いわば偏見に気づいたことがなかった。以下、聖書の例を紹介する。

① ルカによる福音書1：22-25（マルコによる福音書9：17-27）

「ザカリアは……やがて、務めの期間が終わって自分の家に帰った。その後、

---

[1]　ドロテー・ウィルヘルム Dorothee Wilhelm、チューリヒのアゴーギク Agogis 社会科教育学院講師。

妻エリザベトは身ごもって、5ヶ月の間身を隠していた。そして、こう言った『主は今こそ、こうして、私に目を留め、人々の間から私の恥を取り去ってくださいました』」

この記事によって子供を産んだ母親は標準である。だが子供を産むことは、女性として標準なのではない。現在、子供のいない婦人の方は異常であろうか。

② マタイによる福音書 17：14-18

イエスはあるテンカンの子どもの病を治してくれた。だが、現代、テンカンの人々は異常な人間であろうか。

③ マタイによる福音書 9：20-21

「そこへ 12 年間も患って出血が続いている女が近寄って来て、後ろからイエスの服の房に触れた。『この方の服に触れさえすれば治してもらえる』と思い、イエスの服の房に触れて出血から癒された」

この女性も標準な状態になったが、そうでない女性は果たして異常であろうか。

④ 詩篇 31：10-12

「主よ、憐れんでください／私は苦しんでいます。目も、魂も、はらわたも／苦悩のゆえに衰えています。命は嘆きのうちに／年月は呻きのうちに尽きていきます。罪のゆえに力は失せ／骨は衰えていきます。私の敵は皆、私を嘲り／隣人も、激しく嘲ります。親しい人々は私を見て恐れを抱き／外で会えば避けて通ります」

この詩篇の嘆きは社会人としてのアイデンティティー、体と魂を傷つけられた災いに対する叫びである。だが、運命の打撃（schlag）を受けた人は、社会的にも疎外されてしまうことは例外ではない。障害のない人が障害をもっている人に会えば、自身の健康は絶対的に大丈夫ではないという恐れを受けるかもしれない。身体的・精神的ハンディは叫びを起こさせる。「この状態から解放させてもらいたい！」という周囲の願いに対して、ハンディをもっている人は「標準の見方を変えなさい！」と求めている。標準とは一体何だろう。上述の女性神学者は、「『標準』の概念は偏っている。ハンディのある人々を変えるべきではない。標準である人は『標準』の概念、標準そのものを改善すべきではないか」と叫ぶ。

彼女は受講者・学生に定期的に次のことを呼びかけている。「いつも、対象者・聴衆の中にはハンディのある人がいるように話してください。……そして次のことを決して忘れないでください。すなわち、あなたたちは実際にハンディがあっても、そのハンディをもっていないし、それともそのハンディを克服している人に違いない、と話す人々が必ずいることを忘れてはならない」と[*1]。

（2）人生の出来事によるスピリチュアルな痛み

2003 年、長年連れ添った A さんの夫が旅立たれた。A さんはそれまで「自分の人生は主人をサポートすること」だと思っていた。幼稚園のときシスターに「ロザリオを唱えれば何でもよくなる」と言われ、信じて実行してきた。しかし夫は亡くなり、「主人を守らなかった神を信じまい！」「神なんて知りません」と思った。その後、カウンセリングの勉強もしたが満たされなかった。現在、自然を感じるが、神は感じられない。

A さんにとって、自分が考える神のイメージが問題になったのではないか。その信仰は、自分の望んでいることをかなえてくれるという「自己流の信仰」だったかもしれない。「祈ればよくなる」ということは、「祈れば自分の思いどおりになる」という意味合いの（ご利益）信仰ではなかっただろうか。

（3）教えによるスピリチュアルな痛み──ヘルマン・ヘッセ（Hermann Hesse）

ヘッセを理解するには、彼の宗教的な教育を把握する必要がある。すなわち、よいキリスト教信者である／になるためには、

・良心にやましいことがある（良心の責めを感じる）こと
・救いを喜ぶためには自分が罪人であることを意識しなければならないこと
・あこがれている神の愛を得るためには自己を憎まなければならないこと
・偉大な人になるためには、自己を低くしなければならないこと
・偉大な慈しみを得るためには自己に有罪の判決を下すこと

が条件である。こうした宗教的な教育には、さらに教会の絶対的教義による要求が加えられた。ヘッセはこうした牢獄から逃げるために全力を尽くした。そのた

[*1] "Reden Sie nie so, als ob Sie nicht auch zu Betroffenen sprechen. Und vergessen Sie nie, dass sich immer eine Gruppe finden wird, die über Sie als Betroffene reden könnte, so als wären Sie sicher nicht dabei oder müssten darüber stehen..."

めに、キリスト教以外の宗教を裁いたり、もしくは破壊したりすべきであるという思想から離れ、キリスト教だけが真の宗教ではあるが、他宗教とも平和のうちに歩むことを目指した。ヘッセはキリスト教と東アジアの宗教がもつ癒しの次元に魅力を感じていた。というのも宗教は自分自身や統合されている自分、また "人間" と自覚する自分になるための癒す力、泉だからである。自分が無条件に、ありのまま受容されていることを保障してくれるこうした力は、自分の中にある不安を超越させることができる。"シッダールタ Siddhartha"、すなわち他の宗教を知ることによって自分自身の神、人間や世界の概念を疑問視し、補足（補充）し、深め、そして自分の狭い概念を壊すようにする方がよい[*1]。

（4）キリスト教カトリック信徒のスピリチュアルな痛み

カトリックの信仰をもったがゆえのスピリチュアルな痛みもある。ミサ[*2]の時にはいつも罪の告白と赦しを願う祈りがある。また「犠牲」「ささげる」「敵を愛する」「赦す」などのことばがある。それらは生かせることばとしてではなく、教義として伝えられている場合が多い。その結果として上述のことばが勧めている行為は、励まし、生きる道標、解放の糸口ではなく、暗い人生、いわばかえってスピリチュアルな痛みの元になってしまうことも例外ではない。

また聖人として宣言されるには3200万円ものお金がかかる。マザー・テレサは自分自身のために一杯のお茶のもてなしも受けることはなかった。機内食の余りを喜んで持ち帰ったマザーにとって、自分が聖人になるために3200万円ものお金が使われることを知ったら、どのような反応を示すだろうか。そのお金を今、貧困にあえいでいる人々のために使うのではないだろうか。また現在生きている人々が、聖人のように生きるために活用すればもっと適切ではないだろうか。

（5）教会離れ

20世紀以前から「教会離れ」はキリスト教の重大な問題になってきた。それを考える上で次のような問を自分自身にたずねてみたらどうだろうか。

①聖書を読んでいますか。どういう箇所を、どんな理由で

---

*1　シッダールタとは目的を成就したものの意。釈尊の俗名（出家以前）。ヘッセが受けた宗教的な教育は「宗教によるノイローゼ」の模範的な例（典型例）でもある（CiG Nr.48、27.11.05、399頁）。
*2　イエス・キリストの最後の晩餐の記念。

②教会に魅力を感じますか

③教会に魅力を感じないのはなぜですか

④好きな聖人がいますか

⑤教会の歴史の中で魅力的な人はいますか

⑥現在の教会で魅力的に思う人物は誰ですか

⑦礼拝（ミサ）は今のままでよいですか、さらに刷新・改善してほしいですか

⑧女性は司祭に叙階（カトリック教会で聖職者を任命する儀式）されるべきですか

⑨好きな賛美歌を挙げてください

⑩尊敬できる神学者はいますか。それは誰ですか

⑪キリスト者の一致が実現できると思いますか。それはいつでしょうか

⑫教会に対する特別な希望や願いは何でしょうか

2-2　宗教家のスピリチュアルな痛み

宗教家のスピリチュアルな痛みを**表 5-2** に示す

表 5-2　宗教家のスピリチュアルな痛み

- ルターの「どうしたら私は哀れんでくださる神に出会えるだろうか[*1]」。当時のカトリック教会の在り方は別として、ルターの個人の信仰そのものは本人にとってスピリチュアルな痛みの原因になった。
- 自然科学の発展による、以前の信仰・聖書の教えを基礎にした事柄が根拠のないものになってきた／くること（例：地球と太陽と宇宙、進化論、潜在意識、死の原因、バイオテクニックなど）
- A 司祭の場合：ある日、○○教会の香部屋で A は叫んだ。「（神よ）どうして私を司祭として呼んだのか！」。A はその年に司祭に叙階された。
- B 司祭の場合：交通事故によって B 神父自身は元気だが、車を貸してくれた人は背骨を怪我して性行為ができない状態になった。「なぜあなたが独身で禁欲（celibacy）を守っているのに、私にこういう障害がくるのか？」
- 著者自身：ある人から次の電話があった。
  「母が 18 日に入院しました。心臓が悪い。4 週間入院の予定です。祈ってい

[*1]　"Wie bekomme ich einen gnädigen Gott?"

ます。神父様の祈りは何倍もの力がありますのでお願いしたかったのです。……神様は治してくださいますね。神様は何でもできますから」と。私は神様が治さない病気もあると考えながら、「はい治します」と答えてよい気持ちがしない。正直に話すのは苦難だ。神は治せるが、治さないこともたくさん経験しているからである。共に祈ることに力がある。イエスが共にいるし、イエスの名によって願えば御父が聞き入れると分かっていながら、現実はそれと違っている。

・熱狂的信奉者や原理主義者が、何百年何千年前の文化に沿って書かれた聖典をことばどおりに解釈し、無理矢理でも現代の生活様式に合わせているのは、心理的だけではなく内面的な疾病の原因にもなっている事実がある。また生きた信仰から生じてくる内面的な喜びより、道徳に重点を置く教義によって小心になり、活気のない信者が少なくない（例：教会によるノイローゼ ekklesiogene Neurose）。

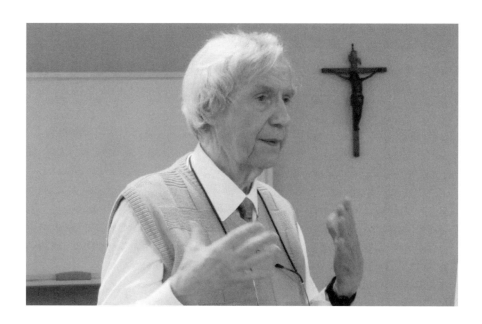

CHAPTER-6

将来に向かって
スピリチュアルな
痛みからの解放

日常生活の仕事の困難はその負担感や時間不足によるものだけでなく、経済的、法律的な問題までも中心課題として蓄積される。それらの思索を意識することは、本質的な要素、主要点、なくてはならぬもの、必要不可欠なものに目や関心を向け直す、つまり心も魂をも含む全人として生きることへの思索の転換を促される。

1. スピリチュアルライフの実践をめざして

心と魂のケアを意識化することは決して時間の有無ではなく、心構えや考え方など、生き方の問題なのである。ハイテク医療を含めたマニュアル的な生き方から、心と魂、いわば内面的な生き方への転換は日々のごく当たり前なところから始まる。例えば朝、目が覚めたことに一瞬でも感謝し、咲いている花がふっと目に入り、食事前後には自然と合掌し、夜には星空を眺め、寝床につく際に一日の反省や感謝をすることなど。少しでもゆとりをもって仕事場に着き、同僚への気づかい、おじぎや挨拶を交わし、小さい花びんに一本の生花でも活け、仕事中（トイレでも）にわずかな沈黙と深呼吸の習慣を身につけることなどは、心と魂の世界への入り口、いわばホットラインになるであろう。

2. 医療現場での実践例

本心からの笑顔でないとね
　　　　　——ある患者の臨床パストラル・カウンセラーへの評価

スピリチュアルケア研究会をやめよう。
もう3年間、病院内で続けてきた……
　　　　　——がっかりした医療従事者

みな忙しいから（心と魂のことを考えても、取り扱う余裕がない）
　　　　　——ある医師は著者の呼びかけを拒絶

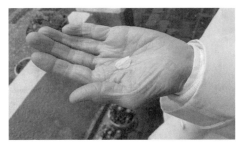

　大方の医療界は確かにことばどおり「忙しい（心を亡くした）世界」であり、スピリチュアルな世界の意識化や導入には困難が山積している。こういった現状にある医療従事者が、スピリチュアルケアを導入する試みに対して諦めや欲求不満をもっている。上述した心と魂のケアの導入に関するある医師の疲労感はこうした事実を反映してくれる。だが心のこもった挨拶（笑顔）は患者に刺激を与え、自他の内面性を活かすことも事実である。上述した「（下心のない）**本心の笑顔**」という患者の、臨床パストラル・カウンセラーへの評価はそれを裏付けている。重篤患者は特に周囲の心の動きに敏感であり、彼らの心と魂の反応は、何とも言い表しようのない微妙なものである。

　病室での挨拶は特に心と魂の命を活かせる力をもっている。そのためには挨拶を大切にする。例えば「おはようございます」「ご飯を食べましたか（何割）」に、「今日一日よい日でありますように」「健康が一日でも早く回復しますように」などの思いを込める。また、診察後や退院の際の「お大事に」には、「健康の管理が充分できますように」などの思いを込めると、挨拶は相手の心と魂に刺激や力、希望をも与えるものになりうるだろう。

　医療界において心と魂のケアを実施するための困難な壁は、「忙しさ」という問題ではなく、心構えの課題であることを意識する必要がある。例えば、

- 医療施設の待合室に掲示されるポスターは、広告や宣伝のような刺激的なものでなく、心と魂を思い出させてくれる一幅の書や絵などを壁に掛ける
- 単に待つ時間を埋めるためにテレビやビデオをつけたり流したりするのではなく、内面性を照らし、満たすような心を潤す時にする
- 診察室での人体解剖図の代わりに、芸術的な絵を一枚でも掛けること
- 薬剤の臭いをカバーするアロマの香りを放つこと
- 医療施設に「静かな間」を設けること

などは患者が全人的に扱われていることを感じさせてくれ、また、医療従事者にとってもその空間によって全人的ケアを向上させてくれることの意義を見いだせるであろう。これらの試みの実践は時間の問題というより心と魂の存在の意識化

の課題だと思われる。

　前述の心と魂への不理解によって、院内のスピリチュアルケア研究会を中止しようとする医療従事者の気持ちは理解できる。「患者が話さない」という医師の体験、「もう（見舞いに）来ないで」と同僚に断られた訪問者は、患者の相手としての適切さを問われている。これらのエピソードは心と魂の敏感さを物語っている。特に重篤者は、心と魂の次元と絶え間なく向き合うことを余儀なくされ、他者からのその配慮を切実に願っている。関わってくれる相手（医療従事者や訪問者）が、こうした資質をもっているかどうかはすぐに感じ取れる。「この人と話しても、どうせ自分のことは分かってもらえない」「この人には内面的なものを話せない」……。コンピューターの故障は専門家にしか話さないのと同様に。

　心と魂の痛みへのケアは、日常生活の心構えや生活様式を振り返り、関心の視点を意識して心と魂へと転換させることから始まる。一人ひとりが自分のできることから始めれば社会が変わり、心と魂が生き返ったようになるだろう。物事の見方や心構えへの転換、またはスピリチュアルな世界とそのニーズ、喜びや痛みの理解に真摯に取り組むことは、医療界とその癒しのターニングポイントになる。

3.　人生の締めくくり

> マスメディアの満ちあふれる刺激の中で自分自身でありたいなら、大切なものとそうでないもの、本質的な、基本的なものとそうでないもの、一言で言えば意義・意味のあるものとそうでないものを知るべきである[1]

——V・フランクル

3-1　理念の再確認／価値観の再確認

　人は「統合失調症」と診断されなくても、かなり内面的には分裂し、統合されていないものである。人間は全人的に可能性をもった自分、理想的な自分、納得

---

[1] "Wenn der Mensch in dieser Reizüberflutung durch die Massenmedien bestehen will, muss er wissen, was wichtig ist und was nicht, was wesentlich ist und was nicht, mit einem Wort: Was Sinn hat und was nicht." Viktor E. Frankl

できるような自分ではないだろう。人間は不幸や重病になること、苦しむことや死ぬこと、死別、離婚やDV、虐待や妊娠中絶などのような状況に置かれることを望まない。さらに、人は理想的な自分や本（物）者の自分を追究しながらも、うまくいかずに、たびたび意識的にしたくないことを行ってしまうことも例外ではない。

　自分は善い人間でありたいと言いながらも、良心に反することを行ったりすることがある。人間は理想的な存在ではない。周囲も、社会も、世界も、自然や宇宙も理想どおりのものではない。挨拶を交わさない周囲、不公平や偽りの多い社会や、"我先に"競争する社会は貧困の格差を拡大し、テロや紛争が起こる世界を招く。地震や山崩れ、暴風雨や津波などの自然災害も、人間社会に絶対安心、安定や安全を保障しない。

　人生はまるでパズルのようである。善い人が病気になり、不幸にも出遭い、悪人が身体的な健康を有し、繁栄する。真面目に働いた人が失業者になり、ごまかす人が成功するのは、解決のできないパズルであり、苦痛である。

　生きることは誰一人同じではなく、独学のものであり、他者の代わりに生きることも死ぬこともできない。その中でも一番厳しい状況は、最期の時、人間は一人で闘わなければならないことである。

　苦痛や難解なパズルである宇宙を含めた存在そのものや人生は、短期間の研修程度で身につけられる技術や知識ではなく、生きる課題である。これは人類史始まって以来、哲学者や宗教家が熟考してきても分からないものであり、苦痛の意味を一生涯追究しようとする人間が要求される。このような人間のみが、スピリチュアルな援助を提供できるのであろう。

　病気は多様であるが、現代のハイテク医療によってそれら多くの病気を治療できても、「病気そのもの、その事実や現実」「苦痛そのもの、その事実や現実」は変えられない。それらがなぜ存在しているのかは謎である。存在そのものにつながる糸、いわば意味は理解し難く、解けないパズルであり苦痛でもある。

　苦痛は人生における同伴者である。ハイテク医療はこうした状況を緩和できても、苦痛そのものからの解放は提供できない。この意味で医療従事者をはじめとして、医療を万能なものとして仰ぎ見ている社会への再教育は、緊急な課題である。医療は決して万能ではないからである。人生がマニュアルどおりのものではなく、一人ひとりは模索しながらも人生の主人公として生きなくてはならない。

CHAPTER-6——将来に向かってスピリチュアルな痛みからの解放　　129

自分の人生を迷信や何かの宗教を含めた魔法のような技術に任せることは不可能
である。

3-2　人生のゴール、人生の最期のステージ、老後の生活

死ぬことや死は――自死する人以外――人間が決められる要素ではない。人生
の最期のステージを迎える時期は、年齢によるものでもない。誕生してまもなく
死亡する赤ん坊もいれば、100歳以上生きられた人もいる。また、自然に老衰で
亡くなっていった人も、事故で急死した人もいる。平安な顔つきで亡くなった人
も、緊張し苦しみの顔で死亡した人もいるのである。

死は誰にでも訪れるという事実を否定できず、その現実から免れることも不可
能である。死ぬことと死はことさら気にしすぎることなく、自然に意識して生き
ることが望ましい。生きることを第1の目標としている医療も、この事実を否
定せずに意識する必要がある。治すことのできなかった疾病や死亡した患者は、
医師を敗北者とさせるのではなく、医師に人間の状況を意識させるきっかけを与
えるだけなのである[1]。

ここで高齢者のことに触れるならば、経てきた人生の締めくくりに関わる事柄
であることを忘れてはならない。若いときから周囲に合わせた生活を送ってきた
なら、人生の最期にも生き生きした個性のある生き方を送ることは予想し難い。
現代では、高齢者にとって毎日通院することが一日の主な課題になっているとい
う場合も少なくないだろう。グループホームやケアホームに入居した後に、コミュ
ニケーションの度合いは減少し、やがて無感動や無関心、寝たきりの状況で人生
を終わることは、人間誰しも希望しないだろう。

グループホームやケアホーム、高齢者が入院する病院では、人間が最期まで生
き、活かされることが、内面的にも生きているスタッフたちに求められている。
一日中つけっぱなしのテレビの中では、施設や病院のスタッフとの出会いは生ま
れない。人は人との関係によって活かされるものである。

人が精一杯生きるには、独学、経験や悟りなどを貴重なものとして活かす生涯
教育が重要である。人間は同じ言葉を繰り返すオウムとは違っている。「『毎日、

---

*1　著者の母親が老人ホームで状況が悪化してきたとき、主治医は「自然に任せましょう（死なせま
しょう）」と勧めてくれたことが印象に残っている。

散歩するように』『これを食べればよい』と医者に言われた」などのように、何もかも他力である医療に頼り、あるいは頼ろうとする高齢者に思考の変換を勧めればよい。「心配や問題があればいつでも来てください」と言う代わりに、「こういうとき、あのときはどうやってきましたか」というように、医療側は教える立場ではなく、高齢者の長年の生活から得た体験や独学に学ぶ立場に替わることが望ましい。こうした態度は高齢者（敬老者）への「敬」が実現された行動に結びつくだろう。それによって高齢者は自信がもて、自律の度合いは高まるだろう。

　高齢者の体験を聴くことによって、書物では発見できない豊かな生きた人生論・人間学や教訓を得ること、学ぶことができる。漫画やポスターに象徴的に描かれている弱者や可愛い高齢者のイメージではなく、人生の先輩である高齢者を宝としてみる目を育てればよい。

　それは老人が同じ話を繰り返すいわば「十八番（おはこ）」にも当てはまる。絶えずくり返し、くり返し話すストーリーには、その人の人生の深い体験が含まれているのである。こうした体験に気づくためには、心と魂の声を聴く耳をもつことが不可欠である。そうしたことをせずに、そのストーリーは退屈させる、聴く耳を閉じさせるといううわべだけの様子に捉えられたなら、高齢者の心が分からないままの付き合いにしかならないだろう。

　昔話や歌もそういう意味では同様である。例えば70年前の歌を30代の人が“体験的に”知ることは不可能である。だが高齢者にはその歌詞やそのときの状況が自分の生活経験として重なる。高齢者はその時々に体験を自分のことばで表現できずに、こうした歌詞によって明確にしてきたのかも知れないのである[1]。

　人生とは生きるものであり、暇つぶしのように企てるものではない。

4.　苦労や苦難および死の捉え方

4-1　苦労や苦難の捉え方

　苦労と苦難は人生の同伴者・同僚である。だがこれらの捉え方は大きく異なっている。自然に伴うもの、自分らしく、本（者）物の自分になる手段、自分を実

＊1　1920年代のチャプリンの映画は、当時の不景気や不況を表現している。人気者になったというよりも当時の「Zeitgeist 時代精神（思潮）」をつかんだ優れた人物であったと言えよう。

証する手段、自分の価値を左右させるもの、自分の使命や天命、自分の（盲目な）運、生前の生き方の報いや罰、無意味やナンセンスなどとして幅の広い捉え方がある。

　苦労と苦難の捉え方によって生きる態度は消極的、あるいは仕方がないという生き方から積極的な生き方に変わってくる。ほとんどの人は苦労や苦難を自分の使命や天命ではなく、人間である以上伴ってくる要素として把握している。日常生活そのものは大部分の人々の熟慮を経ていない"使命感"であろう。だが皆そうではない。

　例えば、二人の知的障害児を周囲に恥しがることなく育てた母親は、「この子は私の使命」と言った。あるいは線路に入ってしまった幼子を、近づいてくる電車から引っ張り出すために犠牲になった母親。前者は子供と一緒に生きている限り日常の"困難"であり、後者の"死"は"母親の心に基づく天命"であったと言えよう。この二人にとってそれらの苦労・犠牲には意味があり、無駄ではなかった。彼女らと違って子供そのものは邪魔、人生の自由の束縛の原因として捉え、中絶する女性がいる。同様に子育てのために、単身赴任や出稼ぎをして生活の快適（アメニティー）を犠牲にする父親、あるいは奇形児の子供とその母親を捨て、その制限される生活から逃げてしまう父親もいる。

　言い添えたいのは、自分の生活から起きる苦労や困難を"天命"や"使命"として受け取るのは健全である。だが、自分で作ったり、生み出したりする苦難や苦労は自業自得であり、天命や使命とは違うことに注意した方がよいということである。さらに苦労、犠牲や心配事があることによって自己の存在意義や価値を計ろうとする性格には気を付けた方がよい。苦労さえ多ければ自分に価値があるという判断は不健全なものである*1。

4-2　死の原因の捉え方

　「死」は私たち皆に訪れるものだが、死の捉え方は異なっている。生きるには死ぬことと死の捉え方が大きな要素を占めている。その一つとして、新聞に掲載されている死亡記事は、死別者の側からの死の原因の表現である。例えば「○月

---

*1　例えば、日常生活で好まれる主な話題は現実とはかけ離れた出来事、"心配の自動販売機症候群"の母親、伝統的な"犠牲を払う徳"などは的確に把握しなければ、病理的になる恐れがある。

○日、脳梗塞で死亡、○○歳」「──さんが、○月○日、悪性リンパ腫のため○○病院で亡くなった。○○歳だった」「○日、心不全のため○○で逝去。○○歳」「○日、ピック病のため○○病院で逝去。○○歳[*1]」。がんで亡くなったある20代女性の父親（牧師）にとっては、「娘はがんではなく、神に呼ばれたから去った」と。また、著者の知り合いは父親の旅立ちを、「召天＝天に召された」と表現した。だが死亡した方、本人の死の捉え方は、果たしてどういうものであろうか。

4-3　死の捉え方

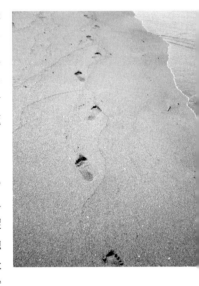

まず死は病気ではなく、誕生と同様に生きる過程（存在）の要素である。従って死はがんやエイズのような克服する医療の課題ではないことを確言できる。人生観や信条によって死の捉え方も異なってくる。ある地方のホスピス患者にスタッフが「最期に何か希望がありますか」とたずねてみると、「何もない。死は自然だ」という返事がほとんどだったという。このように死が自然な出来事であるのに対して、ある人にとって死は輪廻への入り口、生成と消滅の終わりなき流れの中で、個々の人生が現れ、そしてそれが超越されていくもの[*2]。また、死は万事終わりと捉えている唯物論者。死は永遠の命、楽園・天国や地獄への通過点、死後は審判を受け、それによって永遠の幸せや不幸を決定されるものであると、超自然者を信ずる者は捉えている。さらに、死は母や祖先に会えること、死は命の源（ふるさと）に帰ること。あるいは死はヒーローとしての戦死や殉教者になる手段・機会であること。他の人にとっての死は人間が決められないもの。または自死や安楽死のように死は本人が決められること。さらに、中絶や安楽死の援助、殺人、

[*1] 資料として集めた記事のなかに1つだけ「○○日死亡。94歳」というのがあった。数年前までカトリック新聞では「逝去」の代わりに「帰天」が使われていた。

[*2] 「私のお墓の前で　泣かないでください　そこに私はいません」というケン・ウィルバーの本『グレース＆グリット』（1999）に引用されている詩（日本では「千の風になって」の題名で知られている）。

CHAPTER-6──将来に向かってスピリチュアルな痛みからの解放　133

裁判上の死刑や戦争などによる死は、他者の判断や決定によるものであろう。

死の捉え方はさまざまであり、それによって生き方もまた多様に色づけられる。

5. 「バランスのある自己実現*1」対「安楽死」

　　命に意味があれば苦しみにも意味がある
　　　　　　　　　　　　──V・フランクル

「楽にさせてください」、「楽にしましょう」、「最期にはモルヒネ*2」

　人生の意味や意義の探求、そして心と魂の育成がなければ、人間は苦労や困難、重病や難病にかかったとき、人生が無意味となって生き続けられずに、安楽死を唯一の解決法として考えることも予想できる。現在、積極的安楽死を認めているオランダ、ベルギー、フランス、アメリカ・オレゴン州やスイスでは、安楽死は法律的に保証されているが、日本ではまだ法律で許されていない。患者によっては鎮静が行われることがあり、命を全人的に捉えるならば、結果として医師が死に手を貸したという形が行われている。人生の締めくくりのときに薬物、モルヒネに最終的な希望を置くことは、果たして望ましいことであろうか！

　あるとき、若いドイツ人男性は重い病にかかり、「痛みがひどくなれば自分を（ピストルで）撃ち殺す」と、配偶者と看護師に告げた。だが最期まで生き続けた。それは配偶者とその看護師によるケアの賜物であった。旅立つ前日、配偶者は彼に言った。「あなたが自殺しなくてよかった。もし自殺したなら、私は壁に飛び散ったあなたの内臓を掃除しなければならなかったから」と。それを聞いた彼とその看護師は笑い出し、30分間笑い続けたという。ケアの結果である。

　難病や死に臨んでいる人はエキスパート（専門家）としてではなく、無力を共有する同僚としてのケア・ワーカーを必要としている。ケア・ワーカー自身はそ

＊1　to live a balanced, fulfilled life

＊2　モルヒネの正確な理解が大切である。鎮静することと安楽死が同様なものではない。モルヒネを鎮静剤として使用するにしても、鎮静のために使うことと死に至らせるために使うことの間には大きな隔たりがある。この二つは境界をつけて考えるべきであることを言い添えたい。

のために苦難や重病を含めた、生きることと死ぬことからくる問いかけに対峙する必要がある。それはケア・ワーカーも同様な "運命" が訪れる存在だからである。

　最期まで生きることは楽なことではないが、このことを実現できるような援助は尊く、人間としての品位が与えられる。

6. スピリチュアルな生き方

" もったいない " とは経済的なコンセプトではなく、
精神性（mentality 心性・知性・考え方・ものの見方・性向・性格）である[1]
　　　　　　　　　　　　　　——鳥越皓之 大手前大学学長

気候の変化をストップさせるにはお金はある程度助けになるが、
一番必要とされているのは意志である[2]

（気候の変化は）政治上や経済の問題より道徳の問題である[3]
　　　　　　　　　　　　　　——アル・ゴア元米副大統領

人々は電気を消し、物を捨てること、
さらにそれをどこに捨てるかをよりもっと考えている[4]

　　　　　　　　　　　　——Miranda Schreurs, Free University of Berlin

6-1　意識的な生き方（責任感）

（1）ケアワーカーの望ましい資質
　前述したことからも心と魂（スピリチュアル）のケアは、心と魂が生きているケアー・ワーカーを要求していることが分かる。心と魂のケアとは基本的な技術は

---

[1] 『Time』2008 年 4 月 28 日：47 頁。
[2] 同、32 頁。
[3] インドネシア・バリ島で 2007 年 12 月 3 日 -14 日に開催された国連気候変動条約会議に関する発言。
[4] 同、46 頁。"People turn off the light. People are much more conscious of what they throw away and where they throw it away"

CHAPTER-6——将来に向かってスピリチュアルな痛みからの解放　135

もちろんのことだが、技術よりも信念に基づく生き方である。ケア・ワーカーの発言より、その生活のスタイルがケアへの糸口になる。スピリチュアルな生き方は言行一致を目指している。「是を是とし、非を非とする」ような人格は、スピリチュアルケア・ワーカーに望ましい資質である。

（2）医療スタッフの心と魂の生き方を妨げる要素

医療スタッフの心と魂の生き方を妨げる要素として、次のようなものがある。

病室で患者と共に話すのではなく、患者について話すこと。"慢性的に ON の携帯電話"状態、食堂で合掌もせず食べはじめることや衛生的な生活への意識の足りなさ——食堂の床に触れる白衣、食事中も首から下げっぱなしの聴診器——とか不規則な訪室前後の手の消毒などがある。

著者が処方せんを持って薬局に行ったときのこと。受付の机の横から、付けっぱなしのテレビの音（ノイズ）が流れてきた。受付に「（テレビは）ずっと付けているのでしょうか」とたずねてみると、係は決まり悪そうな笑いで頭を下げて、「はい」と答えた。薬局を出るとき、係は「お大事に」と言うので、著者はテレビを指差しながら「お宅さんも」と返事をした。係は再び決まり悪そうな笑いをみせた。ノイズの中では心と魂の声を聴き取りにくいであろう。

（3）一般社会での心と魂の生き方を妨げる生活様式

一般社会での心と魂の生き方を妨げる生活様式は、次のようなものであろう。

勤務中を含めて一日中テレビやラジオのノイズの中で生活を送ること。例えば著者はよくタクシーを利用するが、運転手に「（付けっぱなしの）ラジオを消してください」と願う。ほとんどの運転手は願いどおりに消してくれるが、「ラジオは嫌いですか」と不機嫌な声で納得したがらない方もいる。日常ずっと付けっぱなしの携帯電話やメールの習慣。しゃべるためにしゃべること。存在意義を確認したい習慣的な忙しさ。冷暖房の入れすぎは、たとえ真夏でも上着を必要とし、ビル内で昼間でも電気を付けっぱなしにすることなどは、資源の無駄使いである。

心と魂、いわば内面的な声を聴き分け、物事を理解するには生活の余裕は不可欠である。そのために「時間がない」という思考を意識的に「時間があるのではなく時間は作るべきものだ」というふうに転換させる必要がある。内面性のある人間になるには、多様な物事の中から自分にとって必要であり、関係のあるもの

を選択する習慣を身に付けることが大切である。

　必要である事柄と言っても、今すぐ必要であるものに限られていない。例えば、地震や交通事故などの災害に実際に遭わないとしても、こういう可能性に対して予備知識を身に付ければよいのはその一つである。あるいは消火器の使い方や置き場所、ビルや飛行機の非常口、災害時の避難所の確認をはじめ、車内の SOS マークの意味、携帯電話の使用とペースメーカーを付けている乗客への影響、公の場やビル内に設置されている AED（自動体外式除細動器）などの予備知識の理解の大切さを言い添えたい。

（4）自然に対する責任の意識化

　アル・ゴア（Al Gore）元アメリカ副大統領が地球と人類の未来を予言し、社会通念や誤った認識に警鐘を鳴らし、地球温暖化が現実問題であることを知ら

表 6-1　アル・ゴアの「惑星を救おう」提案

・省エネルギー型の電化製品や電球に交換しましょう。Change a light
・停車中は、エンジンを切り、エコ・ドライブしましょう。Turn off engine
・リサイクル製品を積極的に利用しましょう。Recycle More
・タイヤの空気圧をチェックしましょう。車の燃費基準を上げれば、無駄なエネルギー消費を防げます。Check your tires
・こまめに蛇口を閉めましょう。水道の送水に使用されるエネルギーを削減することができます。Use less water
・過剰包装、レジ袋を断りましょう。買い物は、リサイクル・エコ・バッグを使いましょう。Avoid products with a lot of packaging
・エアコンの設定温度を変えて、冷暖房のエネルギーを削減しましょう。
　　　Adjust your thermostat
・たくさんの木を植えましょう。1 本の木は、その成育中に 1t 以上の二酸化炭素を吸収することができます。Plant a tree
・環境危機について、もっと学びましょう。そして、学んだ知識を行動に移しましょう。子どもたちは、地球を壊さないで、と両親に言いましょう。
　　　Be a part of the solution
・映画「不都合な真実」を見て地球の危機について知り、友達に勧めましょう。
　　　Encourage your friends to see "An Inconvenient Truth"

せるメッセージ「不都合な真実 an inconvenient truth 惑星を救おう save the planet 私にできる 10 の事 ten things to do」（**表6-1**）を発表した。それはスピリチュアルな生き方を促進させてくれるものだと思われる。

6-2　静けさ

　　静けさの中には　本質的なものに向かって　透明にし　純化し
　　そして集中する　ある素晴らしい≪不思儀な≫ 力が存在している
　　　　　　　　　　　　　　　　　——D・ボンヘッファー（ベルリンにて）

　ある 30 代の女性は、週末の黙想会に参加した感想を次のように述べている。
　「週末、黙想会＊1 に参加し、貴重な機会をいただいたことを感謝しております。いったん静かな時間の中に入ると、普段の生活がどんなに刺激（付けっぱなしのテレビ、家族が聞くラジオ、すぐに CD をつけて音楽を流す癖、PC の HDD の音、チョコレートやコーヒーなど刺激性の食べ物……）に満ちているかに気づきました。それでも時折テレビを消し、窓を開け心を落ち着けるようにしていますが、家にいると細々とした気が休まらないことも多く、無意識のうちに心と体がずっと外からの刺激にさらされていることが分かりました」
　また、あるユダヤ教徒のドイツ人青年の習慣である。彼は述べている。
　「金曜日の夕暮れから、自分の“ときの島”に退く。土曜日の夜まで携帯電話を off にし、家の電話が鳴っていてもそれを聞き流してしまう。『1 週間ずっと、私たちは世界や宇宙を司ることができるかのようにいろいろなことをやっている。だが 1 日仕事を休んでも世界や宇宙は動き続けていることに気が付く。そのことは、私たち人間の他の誰かが世界や宇宙を司っていることを自覚させてくれる』」と。実際の体験に基づいている豊かな信念や生きた信仰をもっている若者。
　1 週間のうちの休日である日曜日や祝日を、単なる「朝寝の日」、「リラックスの日」、「普段着の日」、「遠足の日」、「お掃除や買いの日」などとするよりも、一

＊1　黙想会とは、沈黙の内に心と魂を育成する企画である。

歩進んで内面的なパワーを補給する日になるように[1]。……1週間に1回は静かな1日を！　用事、携帯電話、インターネットなどを使わない日として暮らせる勇気が必要であろう。それは著者にとっても闘いである。だがこうした生活様式の変化は生き方の質をグレードアップしてくれる。

（1）「静けさと「静かな間」
①静けさ
　以前、東京・築地にある国立がんセンター中央病院で会議があったときのこと。著者は会議開始前に到着し、待ち時間を有効に利用するのに“静かな場所”を探した。案内に「こちらには“静かな間”のような場所がありますか」とたずねると、係の人が目を大きくして「ここです」と玄関のロビーを指差しながら答えた。係の人は恐らくこうした質問を受けたことがなかったのではないか。

　こうした医療施設では、がんや末期がんの検査結果あるいは告知を受けた人、身内の手術を待っている家族の人、受け持った患者に旅立たれた医療スタッフのメンバーなどは、そのとき自分の心をどこで整理し、どこで叫んだりできるだろうか。果たしてロビー、病室やナースステーションでできるだろうか。付けっぱなしのテレビのエンドレスなビデオなどの騒音の中でできるのだろうか。

　病院、特に終末期の患者がいる施設には、患者とその家族や友人、医療スタッフのために「静かな間」がなくてはならない「場」である。近代的ホスピス運動の先駆けであるロンドンのセント クリストファーホスピスの玄関のすぐ側には、聖堂が設けてある。西洋の医療施設に聖堂があるのはごく当たり前であるが、空港やスポーツの競技場にもある。

　元国連事務総長ダーグ・ハマーショルド氏は、ニューヨークの国連ビルに自分とスタッフのための「静かな間」を設けてもらった[2]。ドイツの国会議事堂にも議員のために「静かな間」があり、さらにベルリンの中心にある“ブランデンブルグ門”の脇には、宗教を越えた「静かな間」が設けてある。国会議事堂と“ブランデンブルグ門”は“ベルリンの壁”で隔たっていた。国会議事堂は元西ベルリン、“ブランデンブルグ門”は元東ベルリンにあったことは、「静かな間」「反

＊1　土・日曜日に秋葉原で買物しないように注意してもらったことが著者の記憶に残っている。買物する人が多いから値段が高いという。都会の交通機関が休日も満員であることは印象的である。
＊2　Dag Hammarskjöld

CHAPTER-6——将来に向かってスピリチュアルな痛みからの解放　139

省する間」「瞑想の間」の必要性と存在意義を裏付けている。「静かな間」は大都市の慌ただしさ、国籍・民族や宗教間の寛大さと理解、世界の平和への促し、忠告でもある。

②チャペル

一人の提案。「昭和60年の法人本部棟建築時、職員の厚生施設内に小さな聖堂が設けられた。当時は祈りの場として使用されていたが手狭な園の影響を受けたか、ここ数年は多目的に利用されていた。2007年9月、ドイツの『ホスピス研修旅行』に参加し、そこで実践されている充実したスピリチュアルケアを目の当たりにした。各病院には聖堂をはじめ『パストラルケア部』があり、チャプレン、パストラルケア・ワーカー、研修を積んだボランティアがスタッフとして揃っていた。また、ドイツ国内では、空港や高速道路の途中にも聖堂があり、ドイツの国民が心の静けさを求めていることと、それを満たす環境があることに感銘を受けた。帰国後、園内にもお年寄りと静かに祈る場として、また、職員が一人静かに自分を見つめる場として、ぜひとも静粛な部屋が必要であることを希望し、久しく閉じられていた聖堂が再び祈りの間として利用できることになった。六畳ほどの小さな聖堂であるが、入居者はもとより、お世話をさせていただく私たちの心を静める場となることであろう[1]」

③著者のドイツでの入院中の体験[2]
・静けさ

医療施設のスペースや静けさは、マイクでの呼び出し、バックミュージックや付けっぱなしのテレビがなく、病棟の廊下に医療器具や余計な道具も置かれていないことで保たれ、医療施設の周りを囲む緑や公園の風景は著者の内面的な生き方を非常に援助してくれた。病室の窓から眺めていると、風で動いているポプラやエサを探すリスがより深く内面的な静けさを維持させてくれた。
・テレビ

手術をした病院の病室にはテレビがなく、リハビリ施設の病室にはテレビが

---

[1] 特別養護老人ホーム「暁星園園報」「聖堂が復活しました！」より。2008年4月、臨床パストラルケア・カウンセラー 小野照子。
[2] 心臓弁膜手術とリハビリ期間は2005年12月6日〜2006年1月24日まで。

あったが、看護師にそのテレビをただちにはずしてもらい、安心し落ち着き静かに過ごすことができた。

・チャペル

ドイツの病院にはチャペル（聖堂）があり、U大学病院、H大学病院、およびリハビリの各施設もそうだった。こういう静かな、誰でも自由に使えるスペースは、非常に内面的な力を育成してくれた。U大学病院のチャペルは「静けさのオアシス、憩いの場」のようであって、検査入院中の空き時間を落ち着いて静かに過ごすためには非常に助けになった。歩けるときは時間をみて——とくにカテーテル検査を待つ間——チャペルを訪ねて、静かなひとときを過ごした。そこは静けさによってとても落ち着けた。H大学病院のチャペルに対しても同じような行動を取り、内面的な平安があった。

リハビリ施設に「静けさの海」という名称の「祈りの間」があった。ゆとりのあるスペースであり、それも自由に使うことができた。「静けさの海」は、リハビリ施設の一番上の階にあったので、周りは静かだった。

・チャプレン

チャペルがあるならチャプレンもいるのは一般的である（すべてがそうではない）。U大学病院付きの"心と魂のケア（臨床パストラルケア）ワーカー＝チャプレン"が勤めていたが、著者は会いたいという希望がなかった。なぜなら自分一人で過ごす時間の必要さを感じていたからである。

ある日、H病院付きのカトリックチャプレン、F・トリッツ（Fritz Tritz）師が訪室してくれた。彼は静けさのある人で、印象よく、チャプレンが行えるサービスを丁寧に紹介してくれた。彼の勧めに従って一度、病室内での礼拝を頼んだ。その他、チャペルでの日曜日礼拝に参加できるように工夫してくれた。一回はベッドの上で、次は車イスで、三回目には自分で歩いた。そういうときには夕食を遅らせるなど、ナースステーションへの手配もしてくれた。チャプレンの仕事以外に、食べ物、読み物のこと、そして洗濯までしてくれた。彼の助けは偉大（立派）だった。

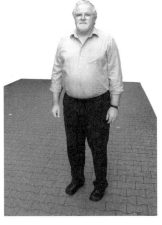

CHAPTER-6——将来に向かってスピリチュアルな痛みからの解放　141

6-3　自己の信念や人間学

　2008 年春、あるアメリカ人[1]に何年ぶりかで会った。彼は自然科学者で、その配偶者は医師である。会話の中で日本の医療、その中でも最終的なセデーション（鎮静剤による鎮静作用）のテーマが話題に上った。"最終的なセデーション"とは患者が苦痛を感じないように薬物によって意識が戻らない状態においてしまうことだ。その行為は普通「楽にしましょう」「先生、楽にさせてください」というような、医学用語では「assisted suicide」と言えるものである[2]。日本では少なくないこうした行為に対して、このアメリカ人は「（日本の）医師はヒポクラテスの誓いを立てないのか」と驚き問いかけた。

　ヒポクラテスの誓いの一句は「依頼されても人を殺す薬を与えない」であり、現在の日本でどれほど実施されているかは分からない。もし実施しているなら倫理（良心）の問題として誓うのか、それとも単なるセレモニーにすぎないものとして誓うのかは重要な問題である。著者にとって誓いは守るべき宣言であり、単なるセレモニー、いわば形式ではない。

　心と魂の（スピリチュアルな）生き方の基礎は自己の哲学・信条や宗教、社会観や歴史観などを含む人間学である。その根本的な問いかけは現実を生きながらも辛らつにする必要性がある（**表 6-2** 参照。「なぜ」→変えられない過去、「何のために」→将来を拓く可能性を指す）。それは納得できる意味のある人生をまっとうするための鍵であり方向付けでもあり、使命感や天命を生きられるものになりうるからである。こうした生き方は苦痛や困難、病気や死を含めたものであることは言うまでもない。だが苦痛も困難もパワーになりうるのである。苦痛は燃え尽き症候

＊1　ウィスコンシン・ミルウォーキー大学、生物科学の教授。

＊2　QOL のために鎮静することと安楽死は同一ではない。同じ鎮静剤を使用するにしても、鎮静のために使うことと死に至らせるために使うことの間には大きな隔たりがあり、この二つは境界をつけて考えるべきである。患者が最期まで意識を使えるための鎮静剤の使用が QOL を維持する行為に対して、意識が戻らない"最終的なセデーション"は QOL とは言い難い。40 歳の夫と死別したある婦人の体験。主治医に「（ご主人を）楽にしましょう」と勧められた婦人は「はい、お願いします」と納得して答えた。しばらくしてからその婦人が病室に入り、以前のように夫の手を掴むと、それに何も反応がなかったので、パニックになり、廊下に飛び出し、看護師に「主人の手に反応がない」と叫ぶと、その看護師は「それはごく当たり前じゃないの」と答えたという。「楽にしましょう」とは「もう他界させましょう」という意味であった。QOL ではなかった。その奥さんが「楽にしましょう」の意味が把握できたなら、納得しただろうか。少なくとも主人との別れを工夫したのではないだろうか。

群への道ではなく、よりもっと生き、成長できる機会・チャンスになる要素だからである。

表6-2　人生への問いかけ——「なぜ」対「何のために」

なぜ	何のために
生きているのか	生きているのか
病気になるのか	病気になるのか
死ぬのか	死ぬのか
生かされているのか	生かされているのか
元気であるのか	元気であるのか

6-4　アイデンティティー・スピリチュアリティおよびライフスタイル

　人の真似事はスピリチュアルケアを不可能にする。患者の目は本物、純粋であり、真心を見抜く。ケア・ワーカーには「アイデンティティー＝自分は誰であるか」の確信が必要とされる。「自分は誰であるか」「自分のルーツ」「自分の目標」「自分の利点や強み」などが何であるか（少なくともある程度を）知るべきであろう。

　アイデンティティーと心と魂に基づく生き方（スピリチュアリティ）は、コインの裏表一体のようであり、スピリチュアリティが健全か不健全であるかは、その生き方いわばライフスタイルに現れてくる。現代のケア・ワーカーに要求されているのは（健全な）個人流のシンプルなライフスタイルであろう。

6-5　苦労や苦痛はチャンス、痛みはパワーになりうる

　苦労や苦痛は人生の同伴者・同僚でもあり、その捉え方の再検討はさし迫った課題であろう。一日の子育てに力尽きた母親と、子離れ後の生活様式になった母親の充実感には相違がある。前者は必要とされていることによる満足感があり、後者はもう必要とされない不満足感を伴うことは例外なことではないだろう。

　命に関わるほどの孤独な苦痛は自死に導くことになるかも知れないし、新しく生きるきっかけにもなり得る。L・ファン・ベートーベンは聴覚が鈍くなってから森を散歩したとき、音は何も聴こえず、同僚に——間違った同情から——「私

も何も聴かなかった」と言われたことが嘘であると分かり、自殺しようとした。だが、音楽の才能を活かして第9交響曲を作曲したことは、苦痛から得た自己解放の一つの例である。苦痛はネガティブな事柄だけではなく、ポジティブなエネルギーの起因にもなりうることを示している。

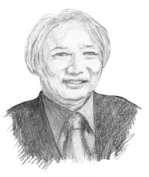

星野富弘氏

星野富弘氏は、24歳で群馬大学卒業後、中学校に体育教師として着任したが、2ヶ月後にクラブ活動の指導中に頸髄を損傷し、髄損傷の重傷を負い、肩から下の機能が麻痺した。9年間に及ぶ入院生活の間にキリスト教の洗礼を受け、母親の献身的な看病や看護師、看護学生らの助言を受けながら、口に加えた筆で水彩画、ペン画を描き始め、後に詩を添える才能を開花させた。「苦しみに会えたことは、私にとってしあわせでした[1]」という聖書のことばどおり、今も真摯に詩画を描き続けている。

早稲田大学在学中に「五体不満足」を書いた手と足のほとんどない乙武洋匡氏は、著書の中で「母が、ボクに対して初めて抱いた感情は、『驚き』『悲しみ』ではなく、『喜び』だった」とある。だが母親にとってそれは大きな困難でもあった。「障害者とほとんど接点をもたずに過ごしてきた人が、突然『あなたのお子さんは、障害者です』という宣告を受けたら、やはり育てていく勇気や自信はないだろう。ボクの母も、『もし、私も胎児診断を受けていて、自分のお腹のなかにいる子に手も足もないということが分かったなら、正直に言って、あなたを産んでいたかどうか自信がない』という。だからこそ、声を大にして言いたい。『障害を持っていても、ボクは毎日が楽しいよ[2]』」と書いている。

痛みは成長へのきっかけ、パワーになりうる。

---

[1] 星野富弘『愛、深き淵より』学習研究社（2000）20-34頁参照。
[2] 乙武洋匡『五体不満足』講談社（1998）4頁、269頁。

APPENDIX
付録

1.「悪」に関する解釈

神学者、哲学者、医学者の「悪」についてのセミナー[*1]から、2つの考え方とその参加者の意見を紹介する。

（1）ドイツのボン大学のクリストフ・ホーン Christoph Horn 哲学教授によると人間が「悪」を説明するには5つの方法しかない：
①「悪」は根本的に悪い世界の秩序の現れ。それは本質的な"悪の原理・原則"を推論させてくれる
②神には悪の相手がいる。この相手は神と同様なパワーはもっていないが、悪を起こす力をもっている
③悪の原因は人間の傲慢、あるいは弱さの結果である
④悪は自由意志の乱用・悪用である
⑤悪には存在がないが、悪は存在の不足いわば"不足している現状を表わす"ことである。

（2）ハイデルベルグ大学トーマス・フクス Thomas Fuchs 精神医学教授は、すべての単純な"生物的・自然主義的"な説明に反論した。人間を破壊するパワーは、身体、器官・臓器や遺伝子に属している攻撃や暴力への傾向では説明できない。同じく文化・道徳や宗教は古めかしい隔世遺伝的な人間性に対する一時しのぎの防壁であると反論した。人間の本質は悪ではない。従って「悪」は存在していない。「悪」は標準 normal（完璧ではない）である。「発達心理学や神経生物学（neurobiology）の近年の研究によると、人間は生物学上では社交性（sociality）、共感（感情移入 empathy）および協力するように設計されている傾向をもつ」と。だがこうした傾向・性質は自動的に発達しない。発達するには「援助してくれる社会環境」を必要とする。「悪」は生物学的に把握できず、「人間の特徴である"negation 否定"できるというスピリチュアルな機能 faculty によるものである」と。
　人間が「善」を好んでいるのに、どうして「悪」は人間にとってそれほど魅力

[*1] 2007年秋、Katholische Akademie in Bayern とミュンヘン哲学大学の共催セミナー Christ in der Gegenwart im Bild Dezember 2007 Heft 12 18. Jahrgang , pp178-183.

的なのであろうか。フクス教授はそれを「タブーを犯す」および「境を超える」刺激・魅力として説明する。……人間は根本的にすべてに憧れる。この点において人間は他の動物と違っている。人間としてのはかなさや無常な事実に対する人間のもっとも深い憧れは"万能"であること、"神のよう"であることである。この憧れは人間的な破壊のもっとも重要なルーツであり、満たされない不足感によって絶え間なくかきたてられる。

　残酷な犯罪にはしばしば何世代にもおよぶいきさつや前歴がある。精神の構造を復讐や残酷、ナルシシズム（自己）やサディズムに変えてしまういくつかの要因は、冷淡な感情、侮辱、DV（家庭内虐待）、性虐待などである。だがこうした変化は自然法則的ではなく、恐らく永久的な謎であろう。すべての犠牲者がやがて犯人や犯罪者になるわけではない。フクス教授は確認している。「『悪』とは人間の自由の結果である。この自由は『最初のいいえ』の実りである。人間はこうした状況を永久に変えられない。法廷の観点からカイン[*1]には罪に対する責任能力がある」と。

　だが人間はいつでもどこでも善悪を区別できるだろうか。例えば2001年9月11日、ニューヨーク世界貿易センターを飛行機によって衝突させたとされる人物は、そのとき罪を犯していることを意識しただろうか、それとも大量殺人は善であり、神を喜ばせる行為として捉えただろうか。フクス教授は閉鎖的社会における洗脳された人間は「悪」を「善」として捉えてしまう可能性もあるという。

　（3）この「悪」についての神学者、哲学者と医学者のセミナーの参加者が「悪」に関する回答をどういう学問に期待しているかを言うなら、それは自然科学であり、もっと明確に言うと"脳研究を考慮する心理学"である。

＊1　カインとアベルの兄弟は、アダムとイブがエデンの園を追放された後に生まれた。カインは長じて農耕を、アベルは放牧をするようになった。ある日二人は各自の収穫物を主なる神に捧げたが、主なる神はアベルの供物を喜びカインの供物を無視した。嫉妬にかられたカインは野原で弟を殺してしまう。主なる神にアベルの行方を問われたカインは「知りません」と答え、これが人間の吐いた最初の嘘とされる（『旧約聖書』創世記第4章）。

2. フェースシート

スピリチュアルなニーズのアセスメント

　年　　月　　日

名前	ふりがな		年　齢	性　別	病　名	
			歳	男性・女性		

独身・結婚・別居・離婚・死別	職業・職種			宗　教	

病気と主訴

家族関係・Gのバックグラウンド

キーパーソン氏　名	ふりがな		性　別	男性・女性（　　　歳）
			職　業	
スピリチュアルパワー	ポジティブ　ネガティブ		本人との関係	
キーパーソン氏　名	ふりがな		性　別	男性・女性（　　　歳）
			職　業	
スピリチュアルパワー	ポジティブ　ネガティブ		本人との関係	
キーパーソン氏　名	ふりがな		性　別	男性・女性（　　　歳）
			職　業	
スピリチュアルパワー	ポジティブ　ネガティブ		本人との関係	

注意：キーパーソンはもっとも重要な人を取り上げてください

3. スピリチュアルなパワーと痛みの実際

①希望

パワー	痛み
生きる希望	生きる見通しがない・絶望
回復への希望（退院し、家／ホームへ帰ること）	病気回復への希望がない・絶望
	家に帰りたいがもう帰れない
社会復帰への希望	社会復帰がもうできない
（　　　　　　）を理解し、認めてもらうことへの希望・確信	（　　　　　　）を理解し、認めてもらっていない
正しい社会への希望	社会の構造は苦しみの元（不公平・不平不満）
世界の平和への希望と努力	世界の戦争・紛争・貧富の差
家族・友人・仲間・他者（病院の職員・社会）への希望	（　　　　　　）への負担・迷惑をかけている
（　　　　　　）への恩をもっている	（　　　　　　）への恩を感じない
（　　　　　　）に期待している	（　　　　　　）に期待はずれ
（　　　　　　）からの援助があり、家族との健全な関係をもっている	（　　　　　　）からの援助がなく、家族の関係が薄い
他者を活かせる・思いやりがある。他者の幸福（善）を希望する	他者に対する思いやりがない。他者の幸福を妬み、不運を願う
宗教家の訪問か相談を希望している	宗教家の援助を希望しているがなかなか得られない
罪悪感や負い目からの解放への希望	良心に背いている・良心の呵責を覚えている・罪悪感などによる絶望
祈る／祈れる希望・礼拝する希望	祈れない（祈りに期待しない・希望がない）
超自然・神・仏などへの希望（神と共にいること）	超自然・神・仏に対する畏敬の念がない
超越者に対する信頼感	超越者に対して怒りがある
無宗教を誇りにする	宗教をもっていない

APPENDIX——付録 149

パワー	痛み
超自然・神・仏を無条件で受け入れている	超自然・神・仏がわからない・神の沈黙は耐えがたい
超自然・神・仏の慈しみへの確信	超自然・神・仏は怖い・罰を恐れている・地獄が怖い
超自然・神・仏の公平さを信じる	超自然・神・仏は不公平
生きた信仰	信仰を生き続けられない
神・仏を拝んでいる	超自然・神・仏などを拝めない
死後の世界を信じている／確信している	死後の世界への不安・恐れ

※（　　　）に自分にあてはまる事柄を記入する。他の項目①～⑱についても同様

②生きること・人生・死

パワー	痛み
生きる意味を把握している・人生の目標をもっている	生きる意味を見失っている
生きる意欲をもっている	生きる意欲がない
毎日の生活パターンを繰り返すことの意味を把握している	毎日の生活は同じことの繰り返しの虚しさ
働く意味を把握している	働く／働いた意味が分からない
人生を肯定している	人生に意味がない・人生の虚しさ
生きる喜びをもっている	悲観的
自己のライフワークをもち追求している	自己のライフワークをもっていない
他者に生かされていることを認めている	自己中心的・利己的である
生きることや人生に対して確信をもっている・人生を確立している	人生は期待はずれで思うようにいかない
人生の歩みに満足感がある	人生は失敗
今・この時・現在に生きる	人生を悔いたり、心配の先取り
存在目的を知っている／探している	人間とは何か分からない
存在の意味を把握している／探している	自分を消したい

パワー	痛み
存在価値を求めている／探している	自分自身に価値がない
生き方の指針・哲学・信仰・理念・スピリチュアルな事柄を感じている／求めている	自分の人生を意識して生きていない
困難・失敗・病・死などに意味があると認めている／確信がある	困難・失敗・病・死などの意味を認められない・確信がない
社会・世界・宇宙の存在意義・目的・価値があると認めている	社会・世界・宇宙の存在意義・目的・価値を認められない
幸運であることへの喜び	不運である
（のんきでなく、よい意味での）楽天主義	厭世的
死を自然のこととして捉えている・死を話題にできる・死を受容している	死への恐怖・死を否定している
	生から死へのサークルに委ねられない
死別のために準備している（遺言）・葬儀の準備をしている	死別準備への否定
質素なライフスタイルを追求している	贅沢をしている
心の平安・安心感をもっている	心の平安・安心感がない
正義感・道徳観をもって良心的に生きている	勝手放題をして生きている
忠実観をもっている（家族・友人・仕事・約束を守る）	（　　　　　　　　）に忠実でない
誠実感がある・真心をもっている	不誠実である
傾聴する／できる	人の話が聴けない
秘密を守る	秘密を守れない
謙虚である	傲慢である
反省する（後悔しない人生）	人生の反省をするのが怖い
善意である	悪意がある
心の平安を追求する	不安・心配の中にいる

③不思議がる心・感受性

パワー	痛み
不思議がる心・（存在や自然の）神秘を感じる心がある・好奇心がある	感受性が鈍い
感性がある（見えるものを通して見えないものを感じる）	感性に鈍感である
静かにいられる・沈黙の中にいられる	静けさ・沈黙に耐えられない

④病気・医療

パワー	痛み
病気を受容している	病気を受容できない
病気による不便さに応じて積極的に生きようとする	病気によって自立心を失い、コントロールできない
病気に関する正確な情報を求めている	病気の経過（悪化）がどうなるか分からない不安
物事を希望して前向きに捉える	検査の結果に対する不安
治療に対し自己責任で判断と決定ができる	自己責任の判断、決定ができない
告知を受け入れられる内的状態をもつ	告知を受け入れられない
病気の意味を問いかける	病気は無意味だ
病気の謎を探究する	病気への逃避・諦め
健康が回復するように病気と闘っている	諦め

⑤アイデンティティー

パワー	痛み
自分が誰であるかを知っている（アイデンティティー）	自分が誰であるか分からない
主体性がある	自分の考えがない・まねごとをしている
固有な信念（他者に左右されない）・確信・自信がある	信念がない・信念を生き続けられない
固有な人生観（労働と休息のバランス）・死生観・世界観・歴史観をもっている	自分の観点（　　　　　　　）が肯定できない

パワー	痛み
固有な信仰・信条・宗教・宗教観をもっている	固有な（　　　　　　　　）をもっていない
自立心・独立心がある	独りでいられない
想像力・独創性がある	自己の固定観念で縛られている
人としての成熟さ（人格者）を目指している（自己実現）	本（物）者の自分になれない・自分らしくなれない
自分を認めている	自分を受け入れられない
自分の信念・考えをもって生きている	流行や人の言葉に流される
自他の肩書きによる評価をしない	正しく評価されていない・認めてもらっていない
自分の信念に従って生きている／追求している	人の意見に左右され生きている
意志が強い	意志が弱い

⑥判断力

パワー	痛み
自分の状態・状況を把握している	知性の働きの減少（で苦しんでいる）
遺言・遺書・リビングウィルをもっている	遺言・遺書・リビングウィルをもっていない；考えていない／考えることは怖い
治療・手術を自分の意志で決める	治療や手術に対して消極的である
問題を探究し、決断能力や計画性をもっている	思考能力が弱い・決断力や計画性がない
専念できる・集中できる	専念・集中することができない

⑦倫理観・道徳観・責任感

パワー	痛み
自己の健康を管理している	健康管理が不充分である
生き方に責任感をもつ	生き方に対して周囲に任せっぱなし・無責任放題
盲目ではなく、責任のある従順	盲目的従順
固有な価値観をもっている・自己の価値観を確認している	価値観の選択・確認ができない
自制心がある	我慢できない
友好的である	暴力的である

⑧自由

パワー	痛み
オープンである	オープンにできない
解放感がある	（　　　　）に束縛される
任せる／任せられる・委ねる／委ねられる	不信感をもっている
生活様式・生き方や習慣を変える勇気をもっている	自己の生き方の変化を望んでいない

⑨信頼すること／されること

パワー	痛み
（　　　　　）に信頼されている確信がある	（　　　　　）に見捨てられている
（　　　　　）に頼ることができる	（　　　　　）に頼れない
自他への信頼がある	自他を信頼できない
家族・友人・仲間・他者（病院の職員・社会）への信頼を疑わない	（　　　　　）を信頼できない
世話になることを受け入れる・迷惑に関する事柄を健全に把握している	（　　　　　）へ負担・迷惑をかけている

パワー	痛み
負い目を認め、それを整理する意志がある	負い目がある
自然（生き物を含む）への信頼	自然が恐ろしい（災害）
超自然・神・仏などへの信頼がある（自分を包み込み、抱きかかえてくれる存在）	超自然・神・仏に助けを求めているがなかなか得られない
超自然・神・仏・運を信頼している（願う）	超自然・神・仏は不公平・運不運／信頼できない

⑩感謝すること／されること

パワー	痛み
生命・存在に感謝する	人生は無駄だ／だった
当たり前は当たり前でないと認める敏感な心がある	すべてが当たり前だと思っている
（人間を含む）存在や物事の起源について考えている	存在や物事の起源とは何か分からない
家族・友人・仲間・他者（病院の職員・社会）に感謝する（恩返し）	家族・友人・仲間・他者（病院の職員・社会）に感謝していない／できない
自然（生き物・太陽・月を含む）に感謝する	自然（生き物・太陽・月を含む）に感謝していない／できない
超自然・神・仏などに感謝（賛美）する	超自然・神・仏などに感謝していない／できない

⑪許すこと／されること・和解　（関係）

パワー	痛み
（　　　　　　）と和解する希望	（　　　　　　）と和解したいができない
自他を許す心がある（仲直り）・憐れむ心がある・謝る心がある	自他を許せない・謝らない
家族・友人・仲間・他者に罪を許してもらう希望	許されない思い込み
超自然・神・仏の憐れみへの希望（罪を赦してもらう）	超自然・神・仏への絶望
超自然・神・仏に罪を赦してもらう・受け入れてもらうことへの信頼	超自然・神・仏に大切にされていない

⑫健全な関係

パワー	痛み
自分自身との健全な関係をもっている	自分自身が苦しみの元
家族・友人・仲間・他者（医療スタッフ・社会）との健全な関係をもっている（平等・操作しないこと）	家族・友人・仲間・他者（医療スタッフ・社会）との関係は不健全である
自分にないもの（優れているもの）が他者にあることを認めている／共に喜ぶ	他者への嫉妬をもっている
自然（食物・生き物・ペット・資源・公害・消費文化への責任を含む）への責任に基づく関係をもつ	自然に対して無責任である
超自然・神・仏などとの健全な関係がある	超自然・神・仏などとの関係が分からない
心の触れ合い（心と心のコミュニケーション）がある	周囲とのうわべだけの交流

⑬努力・協力・協調性

パワー	痛み
関心事がある	関心事がない・何もする気力がない
正確なコミュニケーションができる	健全な人間関係がない・操作したり／されたりする関係
	正確なコミュニケーション（交流）ができない
理性・賢明さ・忍耐をもっている	感情的怒りを押さえられず、我慢できない
社会の向上に協力している・社会に貢献する心をもっている	努力・協力・協調性がない

⑭大切にする／されること

パワー	痛み
心と魂の存在を認めている	心と魂の存在を認めていない
身体だけでなく心・魂を大切にしている	自虐的である
自分自身がありのままで必要とされている	自分が必要とされていない
自己愛がある（自己肯定・自己受容ができる）	自己否定している
自他のプライバシーを大切にする	人のことを詮索する
家族・友人・仲間・他者（病院の職員・社会）を大切にする	家族・友人・仲間・他者（病院の職員・社会）を粗末にしている
他者の存在を認めて生きる	人を認められない
自然（生き物を含む）を大切にしている	自然を大切にしていない
超自然・神・仏などへの愛がある	超自然・神・仏などへの愛がない
真実・真理に基づいている（コミュニケーションを含む）生き方をしている（現実を認める／把握する）	真理・真実がわからない／追究しない
素直である・正直である	周囲を気にして正直に本音を言えない

APPENDIX——付録

⑮尊敬すること／されること

パワー	痛み
生命の尊厳	生きることはもうごめん・死にたい・自殺したい（と思っている）
尊厳死を望む	尊厳死を受け入れられない・安楽死させられる恐れ
自己尊敬・自己への品位／価値を認めている	自分を認められない・自分に価値がない
家族・友人・仲間・他者（病院の職員・社会）への尊敬がある	家族・友人・仲間・他者（病院の職員・社会）を尊敬できない
自然（生き物・太陽・月を含む）への尊敬がある	自然（生き物・太陽・月を含む）を尊敬できない
超自然・神・仏などを尊敬する	超自然・神・仏などを尊敬できない

⑯理解する／されること

パワー	痛み
自己理解している	自分を見失っている
家族・友人・仲間・他者（病院の職員・社会）を理解する／されている	家族・友人・仲間・他者（病院の職員・社会）に理解されていない・陰口／悪口を言われている
自然（生き物を含む）を理解している	自然が分からない
超自然・神・仏などへの理解がある	超自然・神・仏が分からない

⑰信仰・信条・宗教

パワー	痛み
生きた信仰をもっている	信仰を活かしていない
超自然を信じている	超自然を信じられない・神も仏もない
宗教心・信仰心がある	宗教・信仰をやめた／もっていない
超自然・神・仏などを信じ、拝んでいる	超自然・神・仏などを拝めない

パワー	痛み
健全な信念、信条や信仰をもっている	健全でない信条・信仰・迷信・イデオロギーに悩まされている
健全な超自然・神・仏の概念をもっている	超自然・神・仏の概念は稚拙的である・迷信をもっている
超自然・神・仏と共にいる	自己流の宗教や神による不安定
超自然・神・仏を信頼して正直に祈っている	超自然・神・仏に正直になれない／祈れない
祈祷会や礼拝に参加している・宗教的な読本を読んでいる	礼拝に参加できない・宗教的な読本を読めない
宗教の指導者からのスピリチュアルなサポート・訪問・交流・祈祷会などをしてもらっている	宗教の指導者に助けを求めているがなかなか得られない／求めていない
死後の世界（天国や地獄）を信じている	死後の世界への不安・恐れ・不信
罰を恐れない／信じない	罰を恐れている

⑱慣習（例、挨拶・合掌）、伝統（例、道・座禅）

パワー	痛み
精神修養をしている	精神修養をしていない・内面的に集中ができない
（無我・無力）によってリラックスして暮らしている	リラックスできない
健全な自己自身に対するユーモアと笑いを楽しむことができる	ユーモアがない・笑わない・自分を笑えない
芸術・美術への感性があり楽しむことができる	芸術・美術を楽しむことができない（例、自己の固定概念が壊れる恐れから）
挨拶やお礼を言う習慣・合掌すること	挨拶やお礼しないこと・合掌しないこと

⑲その他

（あれば記入）

4. 訪問記録の例

必須　スーパーヴィジョン

スーパーヴァイザー担当者名

Hの氏名 ＿＿＿＿＿＿＿＿＿＿＿

訪問記録（通算第　　　回目）

1. 訪問について

H＝ホスト（訪問者）
G＝ゲスト（患者様）

訪問年月日	年　　月　　日　AM or PM　**2時00分〜2時40分**

訪問回数	研修会において検討した訪問　　　　第　　　回目
	研修会提出以外の訪問　　　　　　　第　　　回目
	研修会以外のスーパーヴィジョン　　第　　　回目
	＊同じGさん（　　・　　）**1**　回目
	＊どちらかに○をつける　　（　　　）訪問記録提出のみ
	（　　　）訪問記録提出以外も含む

題名『　　**役に立てることがしたい**　　　　　　　　　　　　　』
　　（会話の中からの G₉ の発言）

Gのスピリチュアル（霊的）キーワード（ニーズ・痛み・叫び・長所・パワーなど）
　＊キーワードが会話記録の何番に書かれているか①〜⑨の後に記入
　例：① G_2：死にたい　② G_6：ありがとう　③ G_{10}：子どもが命より大事です、等

① G_3 **これを読んでいる**　　② G_5 **花が好き**　　　　③ G_5 **山登り**

④ G_7 **子供に教えた**　　　⑤ $G_{9、15}$ **人に役に**　　⑥ G_{12} **身内が力になって**
　　　　　　　　　　　　　立てること

⑦ G_{14} **話をする**　　　　⑧ G_{17} **○○さん……**　　⑨ G
　　　　　　　　　　　　　寄っていってあげて

2. Hの訪問理由および目的

> Gとの出会いになるように

3. Gについて

Gの氏名（　　・　　）（イニシャルで）年齢（　　）代　性別（　M・F　）
主訴： 〇〇出血、リハビリ〇〇ヶ月目
家族関係などのGのバックグランドの紹介： 〇〇出身、〇〇在住、子ども〇〇人、身内が近くにいるし、遠方にもいる
Gの話し方、表情、様子など： 礼儀正しく、しっかりしている 淋しそう 左手を動かしたり、さわったりしている

4. 入室時の印象、病室内の位置、同室者の有無など

> 〇〇さん部屋、うち〇〇人の患者さんはリハビリで退室中。
暑い日のため、窓をあけ、心地よい風が入り、気持ちがよい。
窓ぎわのベッドで外の緑、空が見える

APPENDIX——付録　161

5. 会話記録（G：ゲスト、H：ホスト）別紙に記録（番号の飛んでいる箇所は省略）

H₁ 「私〇〇と申します。少しよろしいですか？」（リハビリから戻り入室すると
ころで声をかける）

G₁ 「どうぞ。あそこに椅子ありますから、どうぞ」（部屋の隅に置いてある折り
たたみ椅子を指さし勧めてくださる）

H₂ 「ありがとうございます」（Gがベッドに腰をおろしてから着席）

H₃ 「リハビリ後でお疲れではありませんか？」

G₂ 「いえ、大丈夫ですよ」（笑顔で言い、おもむろに後ろの棚に置いてある書物
を取り）

G₃ 「今これを読んでいるんですよ。でも難しくてちっとも分からなくてね」

H₄ 「〇〇を読んでいらっしゃるんですね」

G₄ 「Aさんが花と一緒に持ってきてくれたんでね。でも読んでも意味が分からな
いよ」

H₅ 「難しいんですね」

G₅ 「難しいよ。僕は花が好きでね。高山植物がね。高いところに行くと花は小さ
くなるんですよ。それでね、山登りが趣味なんですよ」

H₆ 「山登りですか。いいですね。よく行かれるところはあるんですか？」

G₆ 「〇〇が多いね。片道5時間くらいでほとんど日帰りでね。この間〇〇さんと
ね、元気になったら山登りしたいねと話したんですよ」

H₇ 「できるといいですね」

G₇ 「〇〇もやっていてね。子供に教えていたんですよ。〇〇のところでね」
…………。

G₉ ……「健康なときは考えたこともなかったけれど、今何か人の役に立てるこ
とがしたいなあと思う」

H₁₀ 「何か人の役に立てることがなさりたいんですね」

G₁₀ 「そう。だけど難しい。僕は子供が〇人いるんだけど〇〇年会ってない。〇〇
で六年生まで鍛えたけど、本人は〇〇が好きだったからまったく合わなかっ
た。やはりどんなことがあっても一緒にいないと何のつながりも感じなくな
るね」

H₁₁ 「これから先に感じることがあると思いませんか？」

G₁₁ 「子供が結婚して家庭を持ったらね。あるかもしれない。でもしてないんだよ」

H₁₂ 「あるといいですね。」

G₁₂ （無言で笑み）「僕はね○○を経営していたんだけど倒産してね、そのとき肉親は力になってくれたけれど、○○は違ったね。大変だった。いざとなると肉親は近いものだったよ」

H₁₃ 「肉親が力になってくださったのですね。」

G₁₃ 「そう、今も肉親が近くにいるからちょこちょこ来てくれる。○○夫婦は○○から一度来てくれたけど、遠いから一度だけね」

H₁₄ 「遠いところからありがたいですね」

G₁₄ 「そうね。嬉しかったね。だけどあまり人と話すことが少ないから、こうして話をすると気が晴れるよ。あなたはこういうことをしていてえらいね」

H₁₅ 「いえ」

G₁₅ 「何か役に立つことをしたいけれど。○○を超えて仕事もないし、年齢も中途半端でむずかしいし、何をしたらいいかな、体が動かないし、難しいね」

H₁₆ 「難しいですか？」

G₁₆ 「難しいよね」（そのとき同室の患者さんが二人リハビリから戻ってこられる）

H₁₇ 「何かなさりたいことをできるといいですね」「（時間が40分になっていることに気づき）私、ずいぶん長くお話をさせていただきましたが、お疲れではないですか？」

G₁₇ 「いえ、疲れませんよ。もしできたら○○さんという人がいつも泣いていてかわいそうなんで寄っていってあげて下さい」

H₁₈ 「はい、伺ってみます。Gさんは、そうしてほかの方を気遣う心をお持ちなんですね」

G₁₈ 「いえいえ（照れ笑い）。前の病院から一緒なんでね」

G₁₉ 「また来てくださいよ」

H₁₉ 「ありがとうございます。今日はありがとうございました。Gさんが毎日平安でありますように」

G₂₀ （杖をついて部屋の外まで見送ってくださる）

6. 臨床パストラルケア・ワーカー自身の訪問中の状態

身体的：
少し疲れを感じている

知的：
G訪問の手引きを読んだが、頭の中はすでに真っ白

心理的：
初訪問のため緊張、拒絶されたらという恐れ

スピリチュアル（霊的）：
緊張、恐れを受け入れ、この瞬間をインスピレーションと導きに委ねる

7. 感想と反省

とてもオープンな方で、ご自分のことを話してくださり、あっという間の40分だった。
話の内容は重く、深く、子供と〇〇年会っていないと聞いたとき、内心ドキッとして
しまい、答えられなくなり逃げてしまった。G_{10}どのようにすればよかったのか。
思っていた以上に記憶力の低下がひどく、会話が思い出せなくて困った。覚えている
コツはないか。

5. スピリチュアルアセスメントのチェックポイントとその記載

#	チェックポイント	Gとの会話と態度より（会話記録番号記入）		Hの応答（態度を含む）	
		スピリチュアルな長所・支え・パワー	スピリチュアルな痛み	エンパワーメント	ディスエンパワーメント
1	希望	・G_3 聖典を読むこと ・G_9 人のために役に立ちたい ・G_2 リハビリしていること ・G_{17} 他の患者を気遣う心	・G_{10} 子供と会えず、一緒にいないこと ・G_{15} 仕事はもうできないこと（年齢が中途半端）	・H_4 聖典を読んでいますね ・H_{10} 人の役に立てること ・H_{12} 子供の将来への希望をサポートする ・H_{14} 身内が遠いところから面会にくること ・H_{18} 他の患者を気遣う心	・H_3 リハビリによる疲れ ・H_5（聖典は）難しいですね
2	生きること 人生 死	・G_7 身体を鍛えてきた ・G_7 子供に教えたこと ・G_{12} 会社を作ったこと ・G_5 自然への憧れ		・H_{19} G が毎日平安でありますように（別れの挨拶）	
3	不思議がる心・感受性				
4	病気と医療	・G_2 リハビリしていること	・G_8 もうだめだろう		
5	アイデンティティー	・G_7 身体を鍛えてきた ・G_7 子供に教えたこと ・G_{12} 会社を作ったこと			
6	判断力	・＊充分ある ・G_{14} 話をすると気が晴れる			

APPENDIX──付録　165

#	チェックポイント	Gとの会話と態度より（会話記録番号記入）		Hの応答（態度を含む）	
		スピリチュアルな長所・支え・パワー	スピリチュアルな痛み	エンパワーメント	ディスエンパワーメント
7	倫理観 道徳観 責任感	・G₂ リハビリしていること			
8	自 由	・＊知らないHと話していること			
9	信頼すること／されること	・＊知らないHとオープンに話していること ・＊正直であること		・Hとの初対面は本物の出会い	
10	感謝すること／されること	・G₁₃ 身内が面会にくること			
11	許すこと／許されること・和解				
12	健全な関係	・G₁₂ 身内との関係	・G₁₀ 子供との関係	・H₁₂ 子供の将来への希望をサポートする ・H₁₃ 身内からの援助を評価する	
13	努力・協力・協調性	・G₂ リハビリしていること			
14	大切にする事/されること	・G₁₄ Hからの助けを表現すること ・G₁₇ Hに他の患者を訪問するようにすすめること ・G₁ Hを相手にすること、椅子をすすめること		・H₁₈ Hに他の患者を訪問するようにすすめたことを評価し、それを受け取ったこと	・H₁₅ Hからの評価を受け取らなかったこと

#	チェックポイント	Gとの会話と態度より（会話記録番号記入）		Hの応答（態度を含む）	
		スピリチュアルな長所・支え・パワー	スピリチュアルな痛み	エンパワーメント	ディスエンパワーメント
15	尊敬すること／されること	・G₁₄ Hに対する態度			
16	理解すること／されること				
17	信仰・信条・宗教	・G₃ 教典を読んでいること			
18	習慣（例：挨拶・合掌）・伝統（例：道・座禅）	・G₇ 伝統的〇〇スポーツの業績			
19	その他				

注：GおよびHの番号はGとHの会話でのことばです。＊印は全体をとおしての判断

Hの氏名

訪問日　　年　　月　　日　　　　　　訪問記録管理番号

Gの氏名（イニシャル）　　　　　　　性別　男　女　／年齢　　歳

APPENDIX——付録　167

6. スピリチュアル ケアプランの記載例

No.＿＿＿＿＿＿　Hの氏名＿＿＿＿＿＿＿＿＿＿　Gの氏名（イニシャル）＿＿＿＿＿＿

年月日	スピリチュアル ケアプラン
	GはHに対してオープンで正直であること、Gが現在のリハビリに力をいれていること、聖典（内面性）に興味を持っていること、子供との関係を反省していること、周りの人（患者）のことも考えることを評価することによってGの内面性を育成すること。

7. マザー・テレサの使命感とスピリチュアルな痛み

　スピリチュアルケアは自分の都合によって行ったり行わなかったりするような
行為ではないことを、マザー・テレサの生き方を通して考えてみたい。マザーは
他者の「魂 soul」＝「スピリチュアルな要素」を救うために生涯をささげた方
である。

　2007年12月24日付の『TIME』誌は、2007年の「宗教・信仰に関する話
題のトップ10」のNO.1として「マザー・テレサの信仰の危機」を挙げた[1]。マ
ザー・テレサは50年間、神の慰めや神の存在を感じなくて苦しんでいたことを、
自分のスピリチュアルな指導者（"スピリチュアル指導者 spiritual director" および "告
白を聞く司祭 confessor"）へ宛てた手紙で告白した。そこには362頁ほどにわたり
マザー・テレサの内面的な苦痛が述べられている[2]。

　マザー・テレサは1946年9月10日、汽車に乗っている途中でイエスの願い
を聴き、1948年にこの願いどおりに実行するまで、イエスの存在と自分との親
密な関係を体験することができた。だが実際にスラムでの活動を始めると、こう
したイエスとの内面的な関わりはまったく消えた。マザーは書いている。「(19)
49年あるいは（19）50年頃から、こんな恐ろしい喪失感、計り知れない暗闇、
この孤独、この絶え間ない神への熱望、このようなものが私の心の深いところで
苦痛を与えている。——あまりの暗闇なので、私は心を通してもあるいは理性に
よっても私は何も見えない。——私の魂の中の神の居所は空白である。——私の
中に神はいない。——神を切望する気持ちが痛いほど強いとき、私にできること
はただただ神を慕いそして切望するのみなのである。——だがそのときなのだ。
『神は私を望んでいない、神はそこにいないのだ』と私が感じるのは！　——『天
(国)』や『魂』、どうしてこれらは私にとって何の意味もない単なることばに過
ぎないのだろう。——私のこの人生はまったく矛盾に見える。私は人々の魂を一
体どこに行くように何を援助しているのだろうか。——こんなことはすべて一体
何の意味があろうか？　私自身の存在の中でいったい魂はどこにあるのか？　神

＊1　The 10 biggest Religion Stories『Time』2007年12月24日、31頁。

＊2　Brian Kolodiejchuck, M.C., *MOTHER TERESA, Come be my light : The Private Writings of the "Saint of Calcutta,"* Doubleday, 2007.

APPENDIX——付録　169

は私を欲していない。——時々、私は自分の心が『わが神！』と叫んでいるのを聞くが、それ以外何も聞こえない。——この苦悩や苦痛を私は説明できない」

マザーの内面的な苦痛に対して、（カウンセリングを含む）相談、薬物や手術、社会的入院などは助けにもならず、苦痛からの解放の出口にもならなかった。マザーは神・イエスから離れずに、イエスの存在を生き生きと体験したのは貧しい人と関わっていたときだけであったという[1]。

マザー・テレサのトレードマークは祈りのポーズ（合掌している手）と笑顔だった。以上の告白の手紙によれば、長年祈るときに内面的な喜び・助けや慰めを感じなかったという。だが、内面的な苦痛や孤独にもかかわらず笑顔を見せていた。周囲に自分の本当の内面性は見せなかった。こうした行動は心理学的には健全でないと判断するのは当然だろう。だが本人が自分の実際の状況を周囲に見せなかった理由や動機は、イエスに傷をつけたくなかったためだという。

マザー・テレサの最期の状態は死後5年経って公開された[2]。マザーは心臓の問題で入院したとき、夜中は極めていらいらしてチューブを引き抜こうとしていた[3]。そのとき、同じ病院に入院していたコルカタ（旧カルカッタ）のカトリック大司教 Henry D' Souza はマザーに「悪魔払いを行えばどうか」と勧め、マザーは承諾した。「悪魔払い」の祈りの後、マザーは「赤ん坊」のように眠られたという。他の医療機関であったなら睡眠剤やモルヒネによる鎮静剤での治療（セデーション）を実施していたのではないだろうか。薬物は処方のすべてではないのに。

人間は単なる動物ではない。身体・感情・情緒や衝動、ある程度の知性の要素は他の動物にもある。だが人間に対するケアでは心と魂、スピリットの存在を無視するわけにはいかないのである。私たちが目指している臨床パストラルケアは、そんなに簡単なものではない。私たちはマザー・テレサのような人物でなくても、天命や天職、使命感や存在意義を有している。こうした要素に対するケアは現在こそ必要ではないだろうか。そのためには気持ちや人間関係ではなく、自分自身の心・霊・魂の存在や生きざま、天命や天職、使命感や存在意義を再認識し、再確認するのが第一歩であろう。

---

[1]　前頁注2同。

[2]　インターネット上の "Mother Teresa exorcism" での検索。

[3]　cardiac event, extremely agitated, pulling on all the wires.

あとがき LEAST NOT LAST

　本書『スピリチュアルな痛み──薬物や手術でとれない苦痛・叫びへのケア』の出版までには、2004年以来約5年間に及ぶ長い闘いや、使命感などを必要とした。完成するまでにはたくさんの方々のご協力をいただいたことを感謝している。始めから共に苦労した西出悦子、本文の構成に汗をかいてくださった西山悦子、校正に力を提供してくださった小原義雄、山下俊一、松田博英、梅津敏子、鈴木育三、平塚園枝、石田了久、坂田晴美、木澤寛子、奥村律子、本文の写真を提供してくださった山下清美、およびコンピューター関係の仕事をしてくださった江口康彦の諸氏、並びにその他にも目に見えない形で骨折りしてくださった方々に心より感謝している。思いがけない出会いで出版を引き受け、後押しをしてくださったポラーノ出版の鋤柄禎氏にお礼を述べたい。ありがとうございました。

　さらに、今の時代のニーズに応えた改訂版が可能になったのは、「スピリチュアルな痛み」の必要性を感じ取られた上智大学総合人間科学部看護学科教授　西山悦子氏が自発的に関わってくださったことによるもので、心より感謝しております。本書が、問題を後まわしにして次々と先に進められる携帯によって、生きることが浅くなってしまったことから目を覚まし、少しでも意識的、積極的に生きられるための援助になるなら幸いです。

　本書の完成は使命感、いわばスピリチュアルな企画であったことを"命の源"に感謝しつつ。

INDEX

【アルファベット】

A

assisted suicide ··············· 142

C

C・ソンダース ·············· 042

D

D・ボンヘッファー ········ 138

E

empowerment ··············· 070
evidence ····················· 067
E・キューブラー・ロス ··· 003

L

L・ファン・ベートーベン　143

V

V・フランクル ········ 128, 134

W

WHO ··· 023, 054, 096, 104

【かな】

あ

アイデンティティー············
····················· 060, 143, 152
悪··························· 146
アセスメント ·········· 067, 104
アプローチ ················· 080
アル・ゴア ·········· 135, 137
安心························· 002
安全························· 002
安定························· 002
安楽死····················· 110

い

生きる権利··················· 045
生きること ················· 150
意識的な生き方············· 135
医師自身の苦しみ············ 113
医師の自死·················· 117
医師のスピリチュアルな痛み
···························· 108
医師や信仰／宗教によるスピリ
チュアルな痛み············· 107
痛み······················· 022
痛みからの解放············· 091
痛みの意味················· 024
痛みのカテゴリー··········· 023
痛みの区別················· 072
痛みのコントロール···········
····················· 089, 092, 098
痛みのコントロールの意味およ
び理解····················· 089
痛みのコントロールの可能性
···························· 097
痛みのコントロールの手段
····················· 091
痛みの捉え方················· 025

痛みの本質···················· 029
痛みの元からの解放········ 092
痛みの元や核からの解放ではな
く··························· 089
医療························· 152
医療の限界················· 112
医療の現場················· 126

う

運命的な発言··············· 067
運命論····················· 017

え

エンパワーメント············ 070

お

同じ発言····················· 078

か

解放························· 125
変えられない事柄··········· 031
各次元の痛み··············· 076
カタルシス················· 064
価値がある者··············· 060
価値観····················· 128
関係························· 156
感謝························· 155
慣習························· 159
感受性····················· 152
緩和医療··················· 093

き

期待して待つこと··········· 065
希望················· 013, 149
希望の育成················· 014
キューブラー・ロス、エリザベ
ス··························· 003

教育……………………… 058
教会離れ………………… 122
共感……………………… 063
共存……………………… 063
共有……………………… 063
キリスト教徒…………… 119

く

苦難……………………… 131
苦労……………………… 131

け

ケアの技術……………… 060
傾聴……………………… 060
現実を無視する………… 027
健全な希望……………… 065
現代、解決のできない問題…
………………………… 033
現代、解けない謎……… 032

こ

心構え…………………… 018
根源的な痛み…………… 040

さ

させてもらうこと……… 065

し

死…………016, 042, 131, 150
試験管による受胎……… 109
自己価値………………… 046
自己尊厳………………… 046
自己同一性の不統合…… 039
自己の完全無欠の状態… 039
自己の信念や人間学…… 142
静かな間………………… 139
静けさ…………………… 138

死ぬこと………………… 042
死の原因の捉え方……… 132
死のタブー……………… 042
死の捉え方……………… 133
自分自身………………… 029
自由……………… 046, 154
宗教……………………… 116
宗教家のスピリチュアルな痛み
………………………… 123
守秘義務………………… 068
種類……………………… 098
証拠……………………… 067
自律による痛みのコントロール
………………………… 103
ジレンマ………………… 116
信仰・宗教……………… 118
信仰・信条・宗教……… 158
人工妊娠中絶…………… 109
人生……………… 002, 150
人生のゴール…………… 130
人生の締めくくり……… 128
人生への問いかけ……… 143
信頼……………………… 154
心理……………………… 056
心理的…………………… 023
心理的な痛み…………… 080

す

スーパーヴィジョン…… 058
スピリチュアリティ…… 143
スピリチュアル………… 023
スピリチュアル アセスメント
のチェックポイント……165
スピリチュアルケア　053, 067
スピリチュアルケアの実施
………………………… 058
スピリチュアルケアの実践
………………………… 071
スピリチュアルケアの種類

………………………… 054
スピリチュアルケアの成果
………………………… 067
スピリチュアルケアの中心課題
………………………… 055
スピリチュアルケアの定義
………………………… 054
スピリチュアルな生き方……
………………………… 135
スピリチュアルな痛み………
……………021, 091, 092, 118
スピリチュアルな痛みのコント
ロール…………………… 095
スピリチュアルな痛みの元
………………………… 030
スピリチュアルな痛みの由来
………………………… 040
スピリチュアルな叫び………
…………………… 005, 043
スピリチュアルなパワー……
………………………… 149
スピリチュアルなリーダー
………………………… 012
スピリチュアルライフ…… 126
スピリット……………… 006

せ

責任の重み……………… 049
絶望……………………… 018
セデーション…………… 110
先端医療………………… 042
善と悪…………………… 038

そ

喪失……………………… 036
尊敬……………………… 158
尊敬心…………………… 059
存在意義や価値を把握できない
………………………… 048

INDEX　173

た

大切······················· 157
担当者····················· 098

ち

チームワーク··············· 068
知的······················· 023
チャペル··················· 140
チャンス··················· 143
中絶→人工妊娠中絶 を参照

て

定義···················· 008, 028

と

同意······················· 061
独学による痛みのコントロール
························· 100
捉え方····················· 131
努力・協力・協調性········· 157

な

内面的····················· 006

に

人間の核··················· 006
人間の権利················· 045

の

脳死······················· 116

は

ハイテク医療··············· 042
パワー····················· 143
判断力····················· 153

ひ

悲観主義··················· 017
悲観論····················· 017
否定的な捉え方············· 026
ヒポクラテス········· 108, 142
病院経営上················· 113
病気······················· 152
病気の症状コントロール   089
平等······················· 002
平等でないこと············· 034

ふ

不思議がる心··············· 152
プラスの捉え方············· 025

へ

ヘルマン・ヘッセ··········· 121

ほ

訪問記録··················· 160
星野富弘··················· 144
保障······················· 002
保障のない現実············· 029

ま

マザー・テレサ············· 169
マニュアル················· 004

む

無力······················· 112

も

文字と痛みの意味··········· 027

ゆ

許す······················· 156

ら

ライフスタイル············· 143
楽にさせてください········· 142

り

理解······················· 158
理念······················· 128
良心の責め················· 050
倫理観・道徳観・責任感······
························· 154

ろ

老後の生活   ············· 130

わ

和解······················· 156

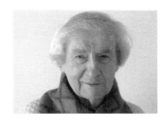

ウァルデマール・キッペス
WALDEMAR KIPPES

NPO 法人臨床パストラル教育研究センター理事長。文学博士。1930 年ドイツ生まれ。1956 年来日、鹿児島県にて司牧活動に従事。ラ・サール学園、鹿児島大学、上智大学、南山大学、アントニオ神学院講師を経て 1995 年久留米聖マリア学院短期大学教授。

1976 年より東京「いのちの電話」スーパーヴァイザー、1991 年姫路聖マリア病院で臨床パストラルケア教育の指導、1998 年臨床パストラルケア教育研修センター所長、2007 年より NPO 法人臨床パストラル教育研究センター理事長。

全国各地で専門職の養成講座を開き、スピリチュアルケアの普及に身を投じている。

著書:『心の力を活かす　スピリチュアルケア』『人生の旅の目的地』(弓箭書院)、『スピリチュアルケア』『ともに生きる』(サンパウロ) 他。

NPO 法人臨床パストラル教育研究センター
http://pastoralcare.jp/
イエス・オンライン http://www.jesus-online.jp/

Special Thanks

イラスト	木澤寛子
本文写真	山下清美／上坂佑子／西出悦子
	ウァルデマール・キッペス
その他協力	小原清信／江口康彦
	（順不同、敬称略）
装 幀	宮部浩司

スピリチュアルな痛み　改訂版
薬物や手術でとれない苦痛・叫びへのケア

2009 年 9 月 28 日　　初版第 1 刷発行
2019 年 7 月 22 日　　改訂版第 1 刷発行

著　者　ウァルデマール・キッペス
発行者　鋤柄　禎
発　行　ポラーノ出版
　　　　〒 195-0061　東京都町田市鶴川 2-11-4-301
　　　　Tel 042-860-2075　Fax 042-860-2029
　　　　mail@polanopublishing.com

印　刷　モリモト印刷

落丁本、乱丁本はお取替えいたします
定価はカバーに記載されています
Copyright © 2019 by Waldemar Kippes
Printed in Japan　ISBN978-4-908765-18-6　C3047